よくわかる
WHO方式
がん疼痛治療法

すべてのがん患者さんが
痛みのない日々を過ごすために，
その後の新情報も含めて

武田文和
元・WHO がん専門家諮問部委員，元・埼玉県立がんセンター総長

的場元弘
日本赤十字社医療センター緩和ケア科部長，SCORE-G 代表理事

鈴木　勉
星薬科大学特任教授，WHO 薬物依存専門委員会委員

金原出版株式会社

目 次

はじめに ……………………………………………………………………………… 1
用語の注釈 …………………………………………………………………………… 4

第1部　「WHO方式がん疼痛治療法」に至るまでの変遷 …………………… 5

 Ⅰ がんの痛み治療の変遷 ……………………………………………………… 6
 Ⅱ オピオイド鎮痛薬の代表薬モルヒネについての変遷 …………………… 8
 Ⅲ 疼痛下におけるオピオイド鎮痛薬の精神的依存 ………………………… 10
   モルヒネ製剤の工夫 ………………………………………………………… 10
 Ⅳ 麻薬，オピオイド鎮痛薬などの用語について …………………………… 12
 Ⅴ 痛みの定義 …………………………………………………………………… 13

第2部　「がんの痛みからの解放―WHO方式がん疼痛治療法　第2版」のわかりやすい解説 …………… 17

 Ⅰ WHO方式がん疼痛治療法の「いとぐち」の要約 ……………………… 18
 Ⅱ 痛みの原因別分類 …………………………………………………………… 21
   痛みの診断にあたるときの医師の心構え ………………………………… 24
   病院，診療科の責任者の責務 ……………………………………………… 25
 Ⅲ 痛みの診断（アセスメント） ……………………………………………… 27
   患者さんの痛みの訴えを信じる …………………………………………… 28
   痛みについての患者さんとの話し合いから始める ……………………… 29
   痛みの強さを把握する ……………………………………………………… 30
   痛みの経過を詳しく問診する ……………………………………………… 31
   患者さんの心理状態を把握する …………………………………………… 31
   重要なのは，理学的診察（打診，触診，聴診など）を丁寧に行うこと … 32
   薬以外の治療法についても考える ………………………………………… 33
   鎮痛効果を監視し続ける …………………………………………………… 34
   鎮痛効果を監視する ………………………………………………………… 34
 Ⅳ 痛み治療の基本方針 ………………………………………………………… 35
 Ⅴ 鎮痛薬の使用法 ……………………………………………………………… 40
   "経口的に" …………………………………………………………………… 40
    参考までに ……………………………………………………………… 41

	"時刻を決めて規則正しく"	41
	"除痛ラダーにそって効力の順に"	43
	"患者さんごとの個別的な量で"	45
	"そのうえで細かい点に配慮を"	47
Ⅵ	鎮痛薬の選択	48
	非オピオイド鎮痛薬	48
	オピオイド鎮痛薬	50
Ⅶ	オピオイド鎮痛薬の使用法	56
	コデイン	56
	デキストロプロポキシフェン	56
	アヘン末	57
	トラマドール	57
	モルヒネ	57
	モルヒネ以外のオピオイド鎮痛薬	63
	オキシコドン	63
	メサドン	65
	ヒドロモルホン	66
	レボルファノール	67
	ペチジン	67
	ブプレノルフィン	67
	フェンタニル	68
	タペンタドール	68
Ⅷ	オピオイド鎮痛薬の投与開始量	69
	深夜の痛みへの対応	70
Ⅸ	オピオイド鎮痛薬の副作用	71
	便秘	71
	悪心・嘔吐	71
	眠気	71
	せん妄（混乱，錯乱）	71
	呼吸抑制	72
	稀な副作用	72
Ⅹ	モルヒネおよび他のオピオイド鎮痛薬の非経口的投与経路	74
	直腸内投与	74
	持続皮下注入法	74
	筋肉内注射	75
	持続静脈内注入法	75
	脊椎硬膜外および髄腔内投与	75
	経皮投与	75
	フェンタニル貼付剤の使用に際しての注意	78

| XI | 神経障害性の痛み（neuropathic pain）の治療薬 | 79 |

三環系抗うつ薬 79
　　新しい抗うつ薬 80
抗けいれん薬 80
　　カルバマゼピン 80
　　バルプロ酸 80
　　新しい抗けいれん薬 81
局所麻酔薬 81

| XII | 鎮痛薬治療を補助する薬 | 83 |

制吐薬 83
緩下薬 84
コルチコステロイド 85
向精神薬 86

| XIII | WHO 方式がん疼痛治療法のまとめ | 87 |

第3部　オピオイド鎮痛薬の医療目的使用への便宜を考慮した麻薬の規制ガイド（要約） 93

がん患者さんの痛みからの解放を阻害する因子 94
薬の供給にかかわる人々 95
麻薬に関する単一条約 96
オピオイド鎮痛薬の供給システム 97
国による医療用オピオイド鎮痛薬の需要量の見積もり 97
医療担当者と薬剤規制当局の意思疎通の重要性 98
オピオイド鎮痛薬の供給確保 99
国内での製造 99
輸入，輸出のシステム 99
　　輸入許可書 100
　　輸出入の手順 100
報告システム 101
国際システムは機能しているか？ 101
医療担当者の規制 102
薬の不正使用と患者さんのニーズ 103
UN-INCB による医療担当者規制のガイドライン 103

文献 106
推薦したい文献資料 107
WHO 方式がん疼痛治療法の作成に参画した人々 108

索引 110

図1	トータル・ペイン（全人的な痛み）を構成する4つの因子	19
図2	WHO 三段階除痛ラダー	44

表1	世界各国の主な麻薬指定鎮痛薬の年間消費量	3
表2	本書で使用している用語の意味	12
表3	がん患者さんの痛みへの対応法	19
表4	がん患者さんにみられる痛みの症候群	22
表5	神経学的機序からみた痛みの分類	23
表6	痛みの感じ方の強さを左右する諸因子	32
表7	WHO方式がん疼痛治療法の基本薬リストと，リストの公表後に日本で使えるようになった薬	36
表8	がん患者さんの痛みに対する非オピオイド鎮痛薬	49
表9	オピオイド鎮痛薬の薬物動態の病態による変化	53
表10	中くらいから強い痛みに用いる主なオピオイド鎮痛薬の標準投与開始量	69
表11	オピオイド鎮痛薬の鎮痛作用以外の作用の予防策	73
表12	鎮痛薬治療を補助する薬	83
表13	進行がん患者さんにおいて考慮すべきコルチコステロイドの適応	85

はじめに

　がんの痛みは治療できる症状であり，治療すべき症状です。読者の皆さんやご家族のどなたかががん（癌）に襲われたとき，どのような医療が必要とお考えになるでしょうか。手術，放射線治療，抗がん剤治療などのがん病変を直接対象とした治療法をまずお考えでしょう。これらのがん病変の治療法は進歩し，がん患者さんの生存期間が延長し，がんの治癒率を改善させています。そうした進歩があるにもかかわらず，1978年以来今でも，日本国民の死因の第1位の座を「がん」が占め続けています。

　もうひとつ関心を寄せていただきたい治療法は，がんの患者さんに発生する「いつまでも間断なく続く痛み（持続性の痛み）」の苦しさから患者さんを解放する効果的な痛みに対する治療法です。持続する痛みは，がん病変を対象とした治療を積極的に受けている最中の患者さん（比較的早期のがん患者さん）の3分の1に発生し，がんが進行してしまった患者さんの3分の2以上では，この痛みが主な症状となり，患者さんを日々間断なく苦しめます。これらの痛みの治療法の世界基準が，がん患者さんの痛み治療の重要性を全世界に気付かせた，「WHO（世界保健機関）方式がん疼痛治療法」[1,2]です。今日，全世界で活用されているがんの痛みの治療法は，すべてがこのWHO方式がん疼痛治療法に基づいています。WHO方式がん疼痛治療法は1986年に公表され，1996年に改訂されました。WHOがこの治療法の普及に政策として取り組むよう加盟各国に勧告して以来，多くの国が政策としてがん患者さんの痛み治療の普及を推進しています。この痛み治療法は，がん病変の治療法と併行して実施でき，日本人がん患者を対象とした試行試験[3]では，治療対象となった患者さんの86％で痛みが消失，11％で痛みがほぼ消失，3％で痛みが軽減，そして無効例はなく，ロンドンの中心的研究施設であるセント・クリストファー・ホスピスと同じレベルの成績をあげたので，WHO方式がん疼痛治療法が人種や文化を越えて有効であることを示したと海外から注目されました。

　WHOの勧告以降，日本でも厚生省（現：厚生労働省）が活動を強め，が

んの痛み治療で主役を果たすモルヒネなどのオピオイド鎮痛薬の十分かつ適正な使用を促進するために，麻薬及び向精神薬取締法の改正や，日本薬局方からの極量の削除など，がんの痛みの治療を行いやすい条件を整え，国主催の教育活動[4,5]を開始しました。そして 2006 年制定の「がん対策基本法」が，がん患者さんの痛み対策を早期から開始するよう指示しました。実際，痛みから解放された患者さんは，療養の日々を平穏に過ごすようになり，うめき声が笑い声に変わりました。

日本には，WHO 方式がん疼痛治療法に基づく鎮痛薬治療によって痛みが消えた患者さんが多くなったとの声があるのに，患者さんとご家族から「がんの痛み治療が不十分」との苦情も聞こえてきます。がん患者さんの痛み治療についての 2014 年の小規模なインターネット調査[6]では，以下のような非常に低い除痛率が報告され，WHO 方式がん疼痛治療法の基本知識の普及が不十分な日本の現状を示しています。

- 痛み治療によって痛みが消えた　　　　　　　　　　　　　18％
- 痛みを訴えたのに痛み治療を受けられなかった　　　　　　48％
- 痛み治療を受けても，痛みがとりきれなかった　　　　　　34％

痛みの訴えに基本通りに対応すれば，90％に近い患者さんの痛みが消えたでしょうに，痛みの治療を受けても痛みが残った，あるいは痛み治療を受けられなかった患者さんの合計が 80％を超えています。また，痛みが起こったと訴えた患者さんの行動や対応を聞くと，

- 痛みが起こったとき，我慢して様子をみた　　　　　　　　43％
- 薬局で薬を買って対応した　　　　　　　　　　　　　　　21％
- 痛みが起こったとき，がん治療中とは異なる医療機関を受診した　21％
- がん治療中の病院に相談したが，痛み治療がすぐには始まらなかった　8％

との回答でした。痛みが起こったときに患者さんは，それまでの主治医に痛いと訴えるべきなのに，どう行動すべきかも教えられていなかったのでしょう。

このような成績不振があることを反映して，がんの痛みの治療に不可欠な医療用オピオイド鎮痛薬（ほぼすべてが麻薬指定薬）の日本での年間消費量は先進国中で最も少ないのです（表 1）[7]。国連では，医療用オピオイド鎮痛薬の年間消費量は，その国のがん疼痛治療の実施状況の指標とみています。

WHO 方式がん疼痛治療法が公表されてから 30 年が経過しました。日本でもっと広く活用され，がんの痛みに苦しむ全国の患者さんすべてに適切に

表1 世界各国の主な麻薬指定鎮痛薬の年間消費量（資料はUN-INCBの報告から）（2009〜2011年の平均S-DDD）＊S-DDDはモルヒネ30 mg：UN-INCBによる国際統計用の数値単位（人口は勘案していない）（文献7より引用）

	モルヒネ	オキシコドン	フェンタニル	計
アメリカ	2,092	7,543	8,380	18,015
オーストラリア	4,824	246	11,487	16,557
カナダ	2,061	5,777	11,288	19,126
ドイツ	613	1,053	12,717	14,383
スイス	1,365	997	8,772	11,134
イギリス	1,511	432	10,870	12,813
韓国	38	193	1,664	1,895
日本	70	121	1,009	1,200

鎮痛効力比は，モルヒネ1，オキシコドン1.5，フェンタニル100と概算

用いられれば，日本のオピオイド鎮痛薬の年間消費量も大幅に増加するでしょうし，痛みに苦しむがん患者さんがいなくなるでしょう。本書は，そうなることを願いつつ，がんの痛み治療の普及に努力してきた医師と薬剤師の3名が協力して執筆しました。世界の標準的治療法であるWHO方式がん疼痛治療法にそい，その後の経験や知識の進歩，以前には導入されていなかったオピオイド鎮痛薬が本邦にも導入されたことなども念頭に置いて，「がんの痛み治療の実践法」の基本知識をわかりやすく解説いたします。

本書をお読みくださった読者の方々は，ご自身またはご家族の一員ががんに襲われ，痛みが発生したら，遠慮なく痛みを訴え，痛みが消えるために十分量の鎮痛薬治療を求めてください。もう，がんの痛みを我慢し，その治療薬を恐れる必要のない時代になっているのです。しかし，担当医師が学習不足のこともあるでしょうし，医学教育は長い間にわたり「がんの痛みの治療法」を教えていなかったので，残念ながら，痛み治療に不満を感じることも起こるでしょう。そこで，治療を受ける側と行う側の双方が共通の理解を深めることに役立つよう心がけて本書を執筆しました。

原著の性質上，解説も医療者向けとなってしまいますが，一般読者の方々にも有益な情報として受け止めていただければ幸いです。

2016年5月

著者一同

用語の注釈

麻薬：

　本書では，麻薬（narcotics）を「麻薬に関する単一条約」に関連した箇所でのみ用いています。すなわち，法律的な用語として用いており，薬理学的な意味では用いていません。「麻薬に関する単一条約」では，薬理学的には麻薬でない物質，たとえばマリファナやコカインも，麻薬という言葉で表しています。

オピオイド鎮痛薬：

　本書では，中枢神経および末梢神経に存在する特異的な受容体と結びついて作用するコデイン，モルヒネ，その他の天然ないし合成の薬を総称して「オピオイド鎮痛薬」と呼んでいます。

第1部

WHO方式がん疼痛治療法

に至るまでの変遷

I がんの痛み治療の変遷

　古い時代には,「病気を治すこと」と「痛みを除去すること」の双方に医療が努力するとの暗黙の契約（ないし了解）が，医療の世界と一般社会の間にありました。しかし，がん医療が近代化するにつれ，医療の世界は，がん病変の治癒を目指す治療法ばかりを重視し，患者さんを苦しめる「痛み」を対象とした治療法を軽視するようになりました[8]。がんの発生が増加してきた20世紀末が近づいても，先進国，発展途上国の双方でがん患者さんの痛み治療の実施が重要視されない時代が続き，患者さんたちはがんの痛みに苦しみ続けました。

　西欧には，中世の頃から巡礼者の安らぎの場所であるホスピスという施設がありました。第二次世界大戦後になり，ホスピスは終末期がん患者さんの痛みを治療し，心の苦しみを癒す場として活用されるようになりました。1960年代半ばにはイギリスで近代ホスピス運動が始まり，その主導者Dame Cicely Saundersを中心とした先覚者たちにより，がん患者さんの痛み治療の臨床研究が進められました。その結果，大多数のがん患者さんを痛みから解放するという成果をあげ，鎮痛薬，とくにモルヒネの4時間ごとの経口投与ががん患者さんの療養生活にとって最適な痛み治療法となりました。この臨床研究では，痛みの改善や消失に必要なモルヒネの投与量には大きな個人差があることがわかり，モルヒネが持つ鎮痛作用以外の作用の予防法や対応法も確立されました。さらに，痛み治療に使ったモルヒネの長期反復投与では精神的依存（世間では麻薬中毒や耽溺とも呼ばれていた）が起こらないという事実を示したほか，モルヒネへの耐性（投与を続けることで，同じ効果を得るのに増量が必要となった状態），モルヒネを突然中止すると現れる退薬症状（離脱症状：身体内での薬の存在に依存して営まれるようになった身体機能が，薬が突然存在しなくなったときにバランスを失って生じる症状）など身体的依存への確実な対応法も示しました。この臨床的成果が今日のがん患者さんの痛み治療の基盤になったのですが，当時の多くの国の医師たちがこの治療法を受け入れませんでした。その理由は，麻薬指定のオピ

オイド鎮痛薬（とくにモルヒネ）にまつわる古くからの誤った考え方に固執したからでした。

　WHO（世界保健機関）は，世界全体のがん患者さんを痛みから解放するために，モルヒネなどの鎮痛薬による治療法を世界全体に広める計画が必要と考えました。そこで，WHO 本部がん担当部門の当時の主任 Jan Stjernsward 博士が，WHO がん対策の 3 つの柱である「がんの予防」「がんの早期発見」「がん病変の治癒治療の推進」に第 4 の柱「すべてのがん患者の痛みからの解放」を加えるよう発案し，1980 年の世界保健総会（WHO の最高意志決定機関）がこれを承認し，イギリスの Mark Swerdlow 教授やイタリアの Vittorio Ventafridda 教授の協力のもとに「すべてのがん患者を痛みから解放する WHO プログラム」の実践準備を始めました。

　WHO は，まず加盟国の専門家を招集し（関与した専門家は巻末に記載：日本からは著者の武田 1 名が招集されて出席しました），効果的かつ簡潔な WHO 方式がん疼痛治療法の作成にあたらせ，加盟各国政府に「すべてのがん患者の痛みからの解放」を政策とするよう勧告しました。

　歴史上初のこの取り組み，すなわち，世界のすべてのがん患者さんを痛みから解放する WHO プログラムは，世界に衝撃的とも言えるほどの影響を与えました。この WHO プログラムの作成経過は医学史の専門家によって医学専門誌[9]に記録されています。

II オピオイド鎮痛薬の代表薬モルヒネについての変遷

　ケシから採取されるアヘンは，古代から鎮痛薬，鎮咳薬，鎮静薬ないし睡眠薬として使われていました．1804年，Sertürnerがアヘンからモルヒネを抽出して以来，モルヒネが戦場での負傷者の痛みや市民の胆石発作による痛みなどの治療に活用されました．しかし，中国大陸での不法使用によるアヘン禍という歴史上の出来事や，Sertürnerが自らの身体を使ってモルヒネの研究を進めたことから自分自身がモルヒネ依存者となったとの逸話などが背景となり，一般臨床でのモルヒネやアヘンの反復投与が敬遠されていました．

　しかし，江戸時代の本邦では，中国大陸のアヘン禍を反映した規制のもとで医療でのアヘンの使用を容認しており，明治時代にも一定の規制下におけるモルヒネの医療目的での使用が許容されていました．当時，国民の死亡原因第1位であった結核に罹患して在宅療養中の俳人・正岡子規が，明治35年（1902年）に脊椎カリエスによる背部痛に対して担当医から経口モルヒネを処方され，それを服用して背部痛が消えると，俳句を読み，草花の写生を楽しめるようになったとの子規自身による記録があります[10]．担当医は8時間ごとの内服を指示したそうですが，子規は8時間も効いていない薬だと，自己判断でもっと短い時間間隔の服用を続けました．子規は自己判断によって服用間隔を短縮しましたが，それから70年後のイギリスの先覚者により，「4時間ごとの服用が患者さんにとって最も便宜なモルヒネの投与法」とされました．

　モルヒネは長年にわたり重要な薬として各国の多くの大学の薬理学研究室で詳しく研究され続け，オピオイド鎮痛薬の最も古典的な薬ないしオピオイド鎮痛薬の代表薬となりましたが，医学教育や薬学教育では健常な実験動物へのモルヒネ投与による研究成果から把握された薬理作用が教えられ，事実，1990年代末までの日本の医学生用の薬理学教科書には「モルヒネの反復投与は速やかに依存を形成する」と記され，少量のモルヒネの投与であっても，モルヒネの作用のすべてが患者さんに現れるとの誤った印象まで与えていま

した。加えて，第二次世界大戦後に医療用麻薬の規制が強化された時期もあって，医師はモルヒネをあまり処方しなくなり，モルヒネは「使うべき薬」でなくなり，「金庫の中に置いておくだけの薬」となってしまい，市民も「モルヒネは死の直前に投与する薬」との誤った情報によって恐怖心を持つようになりました。一方，西欧では臨床上での観察から「痛みの治療にモルヒネを長期に使っても精神的依存は起こらない」との医師による報告がありましたが，なぜ起こらないのか，その理由は不明のままでした。

しかし，鈴木 勉（星薬科大学）の基礎薬理学研究によって，痛みが持続している生体にモルヒネを反復投与しても精神的依存は起こらず，その理由は，痛みによる生体内機序の変化に基づくと解明されました。これは日本で解明された誇るべき研究成果です。

III 疼痛下におけるオピオイド鎮痛薬の精神的依存

　鈴木 勉（星薬科大学）によれば，モルヒネは中脳辺縁ドパミン神経系（報酬系）においてドパミンを遊離して精神的依存を示しますが，炎症性疼痛（侵害受容性の痛み）がある場合には精神的依存の発生は認められませんでした[11]。炎症性疼痛下では，報酬系の投射先（側坐核）に介在しているダイノルフィン神経系が活性化されてダイノルフィンを遊離します。その結果，κ-オピオイド受容体が活性化されてドパミンの遊離を抑止するため，精神的依存が起こらないのです[12]。

　一方，神経障害性の痛みがある場合にも，モルヒネによる精神的依存は起こりませんでした[13]。この抑制機序は，神経障害性の痛みにより報酬系においてβ-エンドルフィンが過剰に放出されるため，μ-オピオイド受容体の機能が低下します。その結果，報酬系の活性化が抑制され，ドパミンの遊離が抑制され，モルヒネの精神的依存が抑制されます[14]。

モルヒネ製剤の工夫

　このようなすぐれた基礎研究によって「痛みがある生体では，モルヒネを反復投与しても精神的依存が起こらない」と判明しているにもかかわらず，未だに昔の思い込みのままで，モルヒネの依存性（依存を起こすという薬の性質）を恐れている医師と患者さんが多いのです。医療を行う側も，医療を受ける側および市民にとって「モルヒネに一度ついたレッテルを引きはがすのがいかに難しいか思い知らされる（2001年11月16日，朝日新聞朝刊の天声人語）」のですが，その難しさにめげず，すべての医療担当者と市民に対する正しい知識の普及に努めなければなりません。「モルヒネを使おう」と医師が伝えると，「いよいよ最期か？」と患者さん側が受け止めることのない時代が早く到来してほしいものです。モルヒネをはじめとするオピオイド鎮痛薬は，「強い痛みを除去する薬」であり，痛み治療におけるその長期反復投与は，安全に実施できるのです。

　1980年代初期にはモルヒネの徐放錠が開発され，1回の服用で鎮痛効果

が12時間は維持されるようになりました。開発のきっかけは，モルヒネの速放製剤4時間ごとの投与で痛みから解放され，生活が活発になった患者さんが，「ショッピングやオペラ観劇の最中に服薬時刻が来てしまうので，投与時間間隔をもっと長くしてほしい」と担当医に希望したことでした。その担当医はモルヒネの徐放錠を創案し，製薬会社に提案しましたが，製薬会社は採算性がないと拒否しました。その後も要望と拒否が繰り返された結果，オーファンドラッグの製造（その医師のみが使う量だけの薬剤の製造）にとどめる予定で製造し始めました。その徐放錠（MSコンチン®）は予想に反して大好評で，世界各国から注目されました。日本への導入時にも多くの製薬企業が採算性の点から開発を見送るなか，患者さんに利点をもたらす製剤と考えた塩野義製薬がライセンス生産を引き受けましたが，結果的に発売後は大好評で，日本の医学界と製薬業界のオピオイド製剤への関心を著しく高めることとなり，その後のいくつものオピオイド鎮痛薬の導入につながりました。

IV 麻薬，オピオイド鎮痛薬などの用語について

　本書では，麻薬などの用語の意味を表2のように統一しています。

　医療目的で処方できるのは麻薬施用者免許を与えられている医師などに限られているわけですから，一般薬を処方する時よりも多少余分な手間がかかることになります。痛み治療における医療用麻薬の使用の障害にならないようにと，法律の改正や行政手段の簡素化が行われ，医師が患者さんに処方するときの手続きは以前に比べて簡素化され，その処方量や処方期間は医療上の判断に従うべきで，法律や行政手段が妨げるべきではないとされています（第3部参照）。もし医師が麻薬の処方を煩雑だと感じるとしたら，手続きが古いままで現状に合っていないことによるかもしれませんので，国が用意している「医療用麻薬適正使用ガイダンス」[5]を参照して手続きを再検討してください。

　モルヒネの代わりを果たす薬を作り，導入しようという試みの結果，オキシコドン，フェンタニル，メサドン，タペンタドール，ヒドロモルホンなどが開発され，日本にも導入されました（ヒドロモルホンは導入準備中）。いずれもモルヒネと同様の鎮痛作用と副作用を生じる薬理作用も持っています。これらの多くは，西欧の国々よりも遅れて日本に導入されました。

表2　本書で使用している用語の意味

麻薬	麻薬に関する単一条約によって麻薬に指定されている薬（narcotics）。
アヘン系の薬	アヘンを素材としている薬（opiates）。
オピオイド鎮痛薬	オピオイド受容体に作用して鎮痛をもたらす薬（opioid analgesic）。天然素材の薬と合成薬がある。
医療用麻薬	麻薬に関する単一条約および国内の法律により，医療目的ないし研究目的に限定しての使用が許容されている麻薬指定薬。
不正麻薬ないし不法麻薬	条約や法律が許容していない目的で使用される麻薬。その使用は刑罰の対象となる。

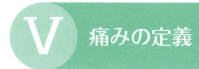
V 痛みの定義

　国際疼痛学会（International Association for the Study of Pain）は，痛みを次のように定義しています[15]。

　「痛みは，不快な感覚体験および感情体験で，何らかの組織損傷が起こったとき，または組織損傷が差し迫ったときや組織損傷に引き続いて表現される主観的な（本人のみしか感じられない）症状で，身体の一部あるいはいくつかの部位にわたって起こり，いつも不快な体験であるため，痛みは常に心での体験（感情体験）ともなる。人間は人生の早い時期に遭遇した怪我の経験から"痛み"という言葉の意味を学ぶ」

　痛みは本人だけが感じる症状だという理解が重要です。患者さん本人の訴えにより，医師や看護師はがん患者さんの痛みの発生を知ることになるのです。短時間で消えてしまう一時的な痛み（急性の痛み）は，身体組織に危険が及び始めたことを本人に知らせるという重要な役割を持ちますが，いつまでも痛みが持続すると，本人を苦しませるだけの「無用な痛み」となります。この無用な痛みのすべてを治療によって消失させてしまうべきであり，これを消失させる治療を行うことは，医療に課せられた重要な責務です。

　痛みへの治療対応が不十分である（まだ少し痛い）とは，医療が十分な役割を果たしていないことを意味します。また，治療によって痛みが軽くなっただけでは，患者さんは痛みの恐怖と不安からは解放されず，患者さんのQOL（quality of life：生活・生命の質）は改善しません。痛みの治療によって，生活を障害する痛みが消えたとき，患者さんは日々を明るく過ごせるようになり，うめき声が笑い声に変わります。その実現が，痛み治療の最終目標です。

　「がん患者さんは痛みの治療に十分量の鎮痛薬を要求する権利があり，医師はそれを投与する義務がある。それを実施しない医師は倫理的に許し難い」とWHO専門委員会は倫理的考察[16]を述べ，全世界におけるがんの痛みに対する医療の充実を求めています。

痛み治療の成績不振の理由は，WHO方式がん疼痛治療法が示す治療の目標や基本原則について，医師の学習が不足しているためと推測されます。病院や診療所の責任者の意識改革と積極的なガバナンスが医師の学習と実践を促します。「当院からがんの痛みを根絶しよう」といった目標を示して，学習と実践とを促すべきです。

　がんの痛みの治療について，多職種を交えての定期的な院内カンファレンスも全医療職の姿勢を刺激しますし，緩和ケアチームなどに早期から協力を求められるような院内手続きの簡素化も必要です。院内に緩和ケアチームあるいは緩和ケアを担当する部門があることや，受けられる診療内容，どうすればそのような部門での診療を受けられるかを，患者さんやご家族に，もらすことなく周知することも大切です。緩和ケアチームの診療を受けたいという患者さんの希望を実現する障壁が担当医であったとの笑えないようなことがあってはならないのです。がん患者さんの痛みや辛さをちゃんと治療できる医療機関であるとの評判は，もちろん世の中に速やかに伝わるものです。

　それでも，未だに多くの医師の心にあるバリアは，痛みに対してモルヒネを使うことによって精神的依存を起こすのではないかとの誤った懸念であり，痛みがいかにがん患者さんの日々を苦しいものにしているかについての認識不足です。「がんによる痛みだから仕方がない」のではなく，「痛みの治療が適切に行われていないことによる苦しみ」がほとんどなのです。WHO方式がん疼痛治療法では，「痛みに対するモルヒネの反復投与では精神的依存は起こらない」と明言していますし，痛みがある生体へのモルヒネ反復投与では精神的依存が起こらないという生体内機序は，既に述べたように，本書の著者の一人である鈴木 勉（星薬科大学）による動物実験によって世界で初めて解明されており（8～11頁参照），これは日本が誇るべき世界的な業績です。そのような素晴らしい業績をあげている日本ですから，がんの痛み治療の成績が不振であることは海外からは不思議に見え，「知識の普及のスピードが緩徐なのが原因では？」と考察されています（2007年9月10日，ニューヨーク・タイムズ）。

　世界基準のWHO方式がん疼痛治療法が確立するまでの歴史の過程には，多くの先覚者の並々ならぬ努力があり，がんの痛みを消失させる治療を行う

のは医師の義務であるとの考え方が，先進国と発展途上国の双方に浸透してきました．痛みの訴えの軽視を排除し，モルヒネをはじめとする麻薬指定のオピオイド鎮痛薬に対する根強い誤解を排除し，がんの痛み治療が日本のすみずみまで普及し，すぐれた成果をあげていくことを著者一同は願っています．がんの痛み治療の成績向上は，緩和ケア実践の基盤となります．

　なお，本書はWHO編『がんの痛みからの解放─ WHO方式がん疼痛治療法』の解説書なので，同書[1,2]からの引用が多いですが，21世紀になってからの知識や日本での状況をも挿入しながら解説します．また，『WHOガイドライン：病態に起因した小児の持続性の痛みの薬による治療』[17]も 2013年に出版されていますので，参照してください．

第2部

がんの痛みからの解放
―WHO方式がん疼痛治療法
第2版
のわかりやすい解説

WHO方式がん疼痛治療法[1,2]は，世界全体における
がん患者さんの痛みの治療に改革的な影響をもたらした重要な国際的指針です。
そこから引用した文章に加えて，同治療法の作成過程および
その後の医療界，製薬業界から得られた情報も含め，
がんの痛み治療を行う医師をはじめとする医療担当者と
治療を受ける患者さんに役立つ情報を記述します。

I WHO方式がん疼痛治療法の「いとぐち」の要約

　がん患者は世界各地で増加し，全世界で毎年，推定900万人以上が新たにがんと診断され，その半数は発展途上国での発生です。発展途上国では，がんと診断されたときに，治癒が望めないほど進行した患者さんが多く，人的資源・物質的資源の不足から，痛みなどの諸症状への医療対応を受けられない患者さんが多いのです。先進国でも知識不足によって痛み治療が適切に行われていません。これからも世界の大部分の地域で，がんによる死亡者が増加すると予測されますが，その主要な背景要因としては，高齢化と過去のタバコ消費量の増加，さらに大気汚染なども考慮しなければなりません。

　がん患者さんは，病期の如何にかかわらず，痛みからの解放を必要としています。痛みはがん病変の治療を受けている患者さんの3分の1ほどに起こり，これらの患者さんは痛みの治療とがん病変の治療とを併行して受ける必要があります。進行がんの患者さんでは，その3分の2以上に痛みが起こり，痛みおよび痛み以外の諸症状からの解放が医療の主目標となります。痛みを主とした患者さんを苦しめる諸症状を，適切な治療法を用いて治療し，患者さんが日々を平穏に過ごしていけるようにすることが，医療の大きな責務です。主治医による痛みなどの治療の実施に協力するために，多くの病院で緩和ケアチーム（心身両面の症状緩和を専門的役割とする医師，看護師，薬剤師，その他の職種からなる専門チーム）が作られ，あるいは緩和ケア科が設置されるようになりました。担当医は，多職種から構成されている緩和ケアチームの専門的知識とスキルに，がん患者さんの病期にかかわらず，早期に協力を求めるべきでしょう。諸症状を緊急的に緩和するために緩和ケア病棟（ホスピス病棟）への短期入院も考慮すべきです。

　がんの痛みの病態生理学的機序はさまざまであり，痛みのある患者さんの多くは，不安，恐怖，うつ状態，絶望感などを併せ持っており，トータル・ペイン（全人的な痛み）の視点での対応が必要です（図1）[8]。痛みの治療の目標は，患者さんが満足できるような痛みからの解放，つまり痛みのない状態への復帰であり，痛み治療によって十分な日常活動ができるようになるこ

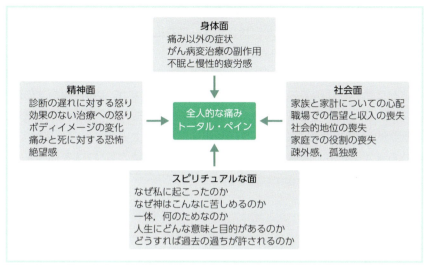

図1　トータル・ペイン（全人的な痛み）を構成する4つの因子（文献8より）

表3　がん患者さんの痛みへの対応法

精神面へのアプローチ	傾聴，理解，共感，認知行動療法
原因病変（がん）の治療	手術，放射線療法，内分泌療法（ホルモン療法），抗がん剤療法
薬による治療	鎮痛薬，抗うつ薬，抗けいれん薬，抗不安薬，抗精神病薬，抗不整脈薬など
神経ブロック	局所麻酔薬（リドカイン，ブピバカイン），神経破壊薬（アルコール，フェノール，クロロクレゾール*，冷凍，熱凝固）
脳神経外科的治療法**	たとえば，コルドトミー，脳下垂体アルコール注入法
日常生活行動の修正	
固定	安静，頸椎カラー，コルセット，シーネ（副木），三角巾によるつり包帯，整形外科的手術による固定
看護ケア	痛みのない体位，マッサージ，定期的な体位変換

*日本では用いられていない。
**鎮痛薬治療が不十分であった時代に開発されたが，現在はほとんど行われていない。

とです。そして，残された時間が限られた患者さんの場合は，痛みがない状況で人生を全うできることを目指します。これによって，ご家族にとっても良い思い出が残ることになります。

　痛みからの解放は，さまざまな治療によって実現されます。それぞれの患者さんに合った個別的な治療法を選ぶことが必要ですが，主役を果たすのは，鎮痛薬による治療法です。加えて，麻酔科的治療法，脳神経外科的治療法，心理学的治療法，行動療法的アプローチなどが患者さんのニーズに応じて選択されます（表3）。本書では「鎮痛薬を用いる治療法のあり方」を述べます。

痛みの原因別分類

がん患者さんの痛みは，その原因から次のように 4 つに分類されます。

❶ **がん自体が原因となった痛み**：他の原因による痛みに比べてはるかに多く，がん患者さんの痛みの 70％ほどを占める[2]
❷ **がんに関連した痛み**：とくにがんが進行した患者さんに起こる筋のれん縮，リンパ浮腫，便秘，褥瘡（床ずれ）による痛みなど
❸ **がん治療に関連して起こる痛み**：手術後の慢性的な痛み，抗がん剤治療に起因した末梢神経障害に伴う痛みなど
❹ **がん患者さんに併発したがん以外の疾患による痛み**：変形性脊椎症，骨関節炎の痛みなど

多くのがん患者さんは，次のような複数の痛みを持っており，がん自体が原因となった痛みは，これらのいずれかと関連して起こっています。

- 軟部組織（皮下組織など）へのがんの浸潤
- 内臓への波及ないし転移
- 骨への転移および病的骨折による痛み
- がんによる神経の圧迫による痛み
- がんによる神経の損傷による痛み
- 頭蓋内圧亢進による痛み：がんの脳転移などによって起こる痛み

過去 25 年間に報告された，がん患者さん特有の痛みの症候群を表 4 に示します[18]。痛みについての正しい診断を行うために，医師は，がんの痛みを単一ではなく複数の原因からなる症候群として理解すべきです。がん患者さんの痛みがみられる症候群を熟知しておくこと，また，痛みが起こっている神経学的な機序を理解しておくことが大切です（表 5）。

表4 がん患者さんにみられる痛みの症候群（文献18より改変引用）

がん自体が原因となった痛み	
長管骨（上腕骨，大腿骨など）への波及	頭蓋骨（弓隆部，頭蓋底）への転移，脊椎（頸椎，胸椎，腰椎，仙骨）の椎体への転移，歯状突起の骨折，第七頸椎から第一胸椎のいずれかへの転移，第一腰椎への転移，仙骨症候群
内臓への転移	
神経系への波及	脳神経への波及（三叉神経痛，舌咽神経痛，髄膜播種） 末梢神経（肋間神経障害，腕神経叢障害，腰仙部神経障害，脊髄神経根症状） 脊髄圧迫 頭蓋内転移
がん治療に起因する痛み	
手術後の痛み	術後急性期の痛み，開胸術後症候群，乳房切除後症候群，頸部廓清後症候群，幻肢痛
抗がん剤治療後の痛み	口内炎，膀胱けいれん，大腿骨頭の無菌性壊死，コルチコステロイドによる偽ロイマ，ヘルペス後神経痛，末梢神経障害
放射線治療後の痛み	口内炎，食道炎，皮膚の火傷，頸部神経叢や腕神経叢，腰神経叢の線維化，ミエロパチー，放射線照射による二次的な腫瘍の発生

　灼熱感を伴う痛みには，末梢神経の損傷による痛み（比較的多い）と，交感神経が関与した痛み（少ない）があります。臨床像がいつも一定ではなく，ある点では両者に共通した特徴がありますから，医師にとって判別が難しいことがあり，担当医は患者さんから詳しく話を聞くべきですし，緩和ケア科の医師ないし緩和ケアチームにも判断を求めるべきです。末梢神経の損傷による痛みは皮膚の神経分節に一致して起こり，交感神経が関与した痛みは動脈分布領域に一致して起こりますので，医師はこのような差をとらえながら痛みを鑑別していきますが，これらの痛みの治療が困難であれば，ペインクリニック専門医の協力を求めるべきです。

　交感神経が関与した痛みでは，痛み領域の上肢や下肢の長管骨のX線写真に骨粗鬆症の所見がみられ，骨シンチグラムには骨転移と間違われやすい陽性所見（ホット・スポット）が認められる点などにも注意しつつ診断を進めます。交感神経が関与した痛みが疑われたときには，ペインクリニック専門医による局所麻酔薬を用いた交感神経ブロックの効果から診断が確定しま

表5 神経学的機序からみた痛みの分類

痛み	機序	例
侵害受容性の痛み	神経終末への刺激	
内臓痛		肝（被膜の痛み）：肝がん，胃がん，膵がんなど
体性痛		骨転移痛（骨膜の痛み）：筋転移・皮膚への転移の痛みなど
筋のれん縮痛		悪性腸腰筋症候群（こむら返りなど）
神経障害性の痛み		
神経圧迫	神経鞘に分布する神経の刺激	上下肢や手足のしびれ
神経損傷		
末梢	末梢神経の圧迫	腕神経叢，腰仙部神経叢など 神経断端部の神経腫の形成
中枢	中枢神経系（脳，脊髄）の損傷	脊髄圧迫 脳卒中後の痛み，脳転移による頭痛
混合型	末梢と中枢の双方での神経の損傷	帯状疱疹後神経痛
交感神経系が関与した痛み		
	交感神経の損傷	手術後慢性痛の一部

す。交感神経が関与した痛みでは，局所麻酔薬の効果持続時間よりも長い時間にわたって痛みが除去されることが多いのです。下肢に交感神経が関与した痛みがある場合には，局所麻酔薬による神経ブロックで効果を確認した後，神経破壊薬（アルコールやフェノールなど）を用いた腰部交感神経ブロックを行うとよいとされています。

　がん患者さんが経験する原因別に4つに分けられたすべての痛みを総称して「がんの痛み"cancer pain"」または「がん疼痛」と呼ぶのであって，がん自体が直接原因となる痛みのみを「がんの痛み」と呼ぶのではありません。

　4つに分類される痛みのいずれもが鎮痛薬による治療の対象です。また，軽い痛みだという理由で，治療しなくてもよいことにはなりません。痛みのすべてを除去するために，痛みの強さに応じた効力の鎮痛薬を投与します。

ごく一部の患者さんでは，痛みの鎮痛薬への反応が乏しいため，薬以外の治療法（たとえば神経ブロックなど）を必要とすることがあります。がん患者さんの痛みは「侵害受容性の痛み」，すなわちWHO方式がん疼痛治療法にそった鎮痛薬投与がよく効く，痛覚神経の末端の刺激による痛みが多いのです。

痛みの診断にあたるときの医師の心構え

患者さんの痛みの診察に初めて臨む医師の態度は，日常社会の礼儀作法に従うべきです。たとえば「おはようございます。私は医師のXXです。あなたの痛みについて診察を担当します」と自己紹介し，診察の目的を告げます。この自己紹介により患者さんはホッとした表情となります。丁寧な診察を受けられると感じ，安心するでしょう。医師が自己紹介をしないと，患者さんは「名も知らぬ人」に自分の身体を任せてよいのかと不安を感じます。良き人間関係の構築は日常の挨拶をすることから始まり，医師・患者関係の基盤となります。日常の礼儀作法に従って患者さんと接することが大切です。

医師は診察を始めるにあたり，質問する際や，診断結果・治療について患者さんやご家族と話し合うときには専門用語を避け，理解しやすい言葉で患者さんに質問し，あるいは説明し，わかりやすさを心がけるべきです。図などを用いるとよりわかりやすくなりますが，図がいつも必要なわけではありません。

患者さんにとって重要なことを伝えるときに，担当看護師の同席があると大きな助けとなります。看護師の同席は，患者さんとの話しやすさを助けますし，看護師が患者さんの反応を観察し，医師の説明後に「わからないことはありましたか？」と患者さんに問いかけ，質問を促すことで説明が円滑に進みます。さらに看護をするうえで必要な説明を追加し，ときには「先生，あの患者さんには，もう一度説明するのが良いようです」と看護師が医師に伝えてくれることもあるでしょう。医師は，患者さんの立場や考え方を尊重しつつ説明し，伝えにくい情報も患者さんの心に軟着陸するよう心がけ，患者さんに質問を促す努力をしなければいけません。患者さんの反応によっては，臨床心理士や精神科医（メンタルヘルスや，精神腫瘍医とも呼ばれるサイコオンコロジーの専門家）の同席も考慮するとよいでしょう。

表4の「がん患者さんにみられる痛みの症候群」は，WHO方式がん疼痛治療法作成委員会の議長を務めたKathleen M Foley博士が，ニューヨークのMemorial Sloan Kettering Cancer Centerでの長年にわたる臨床研究，臨床経験に基づいて作成したまとめであり[18]，診断にあたる医師にとって有用な参考資料となるので，大いに活用すべきです。

がん患者さんに起こる神経障害性の痛みは，単純な神経障害性の痛みであることは稀で，侵害受容性の痛みと混在していることが多いため，鎮痛薬単独で十分な鎮痛が得られなければ，鎮痛薬治療を補助する薬を併用する必要があります。担当医は，神経障害性の痛みに併用される薬は適応外使用となる場合があることに留意して添付文書を熟読し，専門知識の豊富な同僚医師や病棟薬剤師，あるいは緩和ケアチームの助言を求めることを心がけるべきです。

診察や検査を行っても何も所見が得られない場合でも，安易に心因性の痛み（不安など心理的原因の痛み）を生じていると決めつけてはいけません。がん患者さんには心因性の痛みは起こらないのです。心因性の痛みは，痛みが既にあり，その痛みが不安によって強く感じられる場合とは異なるものです。不安によって痛みを強く感じている場合には，痛みの治療を行いながら，不安などの心理的側面にも対応していくと，痛みの改善を助けるでしょう。がん患者さんが診療以外の目的で鎮痛薬を求めること（詐病）は皆無に等しいと考えてもよいようです。丁寧な診断に基づく適正な処方が求められます。

病院，診療科の責任者の責務

がん患者さんの痛み治療は，どの医療機関にとっても重要な責務です。医師，看護師，薬剤師が各々知識や技術を学ぶと同時に，良好な除痛成績をあげるよう指導する立場にいる各医療機関，診療科の責任者の役割が重要です。このガバナンスの欠如が痛み治療の成績向上を妨げた状況を見聞きすることもあります。

病院長や科長の回診も，指導のよい機会です。回診の折，担当医が「肝臓がんの患者さんで，上腹部痛があり，オキシコドンを投与中です」と伝えて

も,「あ,そう。お大事に」と次の患者さんに向かってしまう院長や科長が多いようですが,それでは痛み治療の成績は向上しません。院長や科長は患者さんに直接,「痛みは取れましたか？」あるいは「痛みによって,できないことがありませんか？」と聞くべきです。「まだ少し痛みがあります」「動くと痛くなります」などの答えが,意外なほど多いでしょう。それに対して院長や科長は,「オキシコドンを増量するべきでは？」と処方内容の調整を指示したり,「増量については緩和ケアチームにも継続して相談しなさい」などと指示し,患者さんに対しても「処方内容を改善するよう指示しましたから,主治医に遠慮なく痛みの状態を伝えてください。次にお会いするときには,あなたの痛みは消えていますよ」と伝えるように心がけてください。

　ある主幹病院の病院長が回診時にこの取り組みを実践したところ,その病院のオピオイド鎮痛薬の消費量が著増し,痛みに苦しむがん患者さんの状況が短期間で著しく改善しました。病院長や各科の責任者は,こうした取り組みを強めるべきです。

痛みの診断（アセスメント）

　がん患者さんの痛みの治療の重要な第一歩は，痛みについての注意深い診断（アセスメント）です．痛みの診断は，患者さんに聞くことから始まり，治療は説明から始めるのが痛みのマネジメントの基本です．

　患者さんによっては，担当医への遠慮や病状悪化のサインであることへの恐れから（海外では入院させられる，あるいは注射されるとの不安からも），痛みがあっても「痛みがある」と伝えないことがあります．患者さんの訴えを待つだけでなく，定期的に「痛みはありませんか？」「痛みによってできないことや，困っていることはありませんか？」と患者さんに問いかける必要があります．また患者さんの痛みの訴えに対して「それほどでもないだろう」などと過小評価してしまうと，治療対応が痛みの強さにふさわしい内容にならず，痛みの消失に至りません．知覚の異常などの神経学的な異常所見，打診や聴診などによる理学的診察の丁寧な実施により，大多数の患者さんで痛みの状態が把握できます．

　医師は診断にあたり，患者さんの身体面だけではなく，心理面，社会面，スピリチュアルな面からも患者さんの痛みを理解する必要があります（図1）．これらの理解は，チームアプローチ（医師，薬剤師，看護師，必要に応じて精神科医あるいは臨床心理士，ソーシャルワーカーなどが集まり同一目標に向かって協働するチームによる対応）を行うことによって成果の質が高まります．

　痛みの診断を進める第一の責任者は医師ですが，担当医以外の医療担当者，たとえばサイコオンコロジスト（精神腫瘍医）や看護師などが行うとよい場合があります．また，がん患者さんの痛みの診断（アセスメント）の手順を本章で述べますが，これらの手順を無視すると，しばしば医師の思い込みによる誤診に陥ったり，不適切な痛みの治療を行うことになります．

がんの痛みは自覚的な症状（患者さんのみが感じる症状）で，訴えがなければ他の誰もがその存在に気付けない症状です。アメリカの痛み治療の看護指導者 Margo McCaffery 女史は，WHO 方式がん疼痛治療法の作成に参画した専門家ですが，"Pain is what the patient says it is.（痛みとは患者さんが言ったことそのもの）"と述べています。がんの痛みの早期発見と対応のために，アメリカでは入院がん患者さんの検温時に痛みの有無を聞き，結果を検温表に記入するよう奨励しており，これを実施している病院には機能評価点に加点があるそうです。厚生労働省の拠点病院の指針でも検温表などへの記入を示していますが，米国でのいくつかの報告では，中くらい以上の痛みのある患者さんに医師が対応したのは 6 分の 1 程度にとどまるとの意見もあります。検温表へは numerical rating scale（NRS）（0～10）の結果の数字を記入することと思いますが，生活への支障を理解していない医師が多く，わかっていても対応していないと思われます。

　「とても痛い」との患者さんの訴えを，「そんなに痛いはずがない」と医療側が過小評価してはなりません。主治医や担当看護師は痛みの存在に早く気付く姿勢を常に持ち，患者さんやご家族は遠慮なく痛みを訴えるべきです。「このくらいなら我慢しよう」と考えることは禁物です。医療チームのリーダーは医師であることが多いですが，痛みの生活への影響やケアを評価し対応するリーダーは，看護師のほうが適切である場合がしばしばあります。いずれがリーダーであっても，チーム構成員は，定期的にカンファレンスを開いて全員で情報を共有していなければなりません。このカンファレンスに院内の医療職の誰もが参加できるようにしておくと，院内全体におけるがんの痛み治療の知識と技術が向上します。

患者さんの痛みの訴えを信じる

　がん患者さんの持続性の痛みは，急性の痛み（acute pain）のような他覚的な症状がないため，患者さんが訴えないと，主治医も他の医療スタッフも痛みに気付かないことが多くなります。患者さんは，痛みについて「痛い」との訴えを繰り返し，痛みがどのように日常生活に影響しているかも伝え，単に痛み止めの薬を求めるのではなく，痛みが消えるのに十分な痛み治療を求めるべきです。医師も日常の診察の際に，「痛みはありませんか？」と繰り

返し尋ねるべきであり，看護師は患者さんにとって最も話しやすい存在であることから，看護師も生活の視点に立って積極的に患者さんに問いかけてください。

　鎮痛薬投与が開始されても，即座に痛みが消えることは少なく，鎮痛薬が十分に効果をあげるまで処方内容の調整が数日にわたり行われます。鎮痛薬の効果を患者さんに聞きながら，薬の種類や処方量の変更を行って，初めて痛みの消失に至るのです。患者さんが一度痛みを訴えただけで，その後は黙っていると，医師は「もう痛くなくなったのだな」と思ってしまうことさえあります。

　痛み治療が始まっても，痛みが少しでも残っているなら，患者さんは「まだ痛い」と主治医や担当看護師に伝え続け，痛みが消えた状態を目指しましょう。医師も看護師もともに，患者さんが発言しやすい雰囲気作りに努め，患者さんに問いかけ，痛みについての患者さんの発言を促し，患者さんの発言内容を医療チーム内で分かち合うべきです。

痛みについての患者さんとの話し合いから始める

　診断にあたり，医療者側は最初に痛みについて患者さんに詳しく尋ねましょう。繰り返しますが，注射への恐怖や入院しなければならないことへの不安から，痛みのあることを認めたがらない患者さんには，医師や看護師は味方として接することが大切です。定時的に使用しても安全な内服薬での痛み治療を予定しており，在宅のままでも痛みの治療が実施できることを早めに伝えるようにすると，患者さんに安心してもらえるでしょう。患者さんが痛みについて話せないとき（幼児，認知機能が低下している成人など）には，次の点から痛みの強さの程度を把握するとよいです。

- ●患者さんの世話にあたっている人，たとえばご家族による観察内容
- ●患者さんの声の変化，たとえばうめき声
- ●患者さんの表情，たとえば額によせているしわ
- ●患者さんの身体反応，たとえば血圧の変動
- ●試みに投与してみた鎮痛薬による上記のような反応の変化

患者さんによって痛みの強さの表現には強弱がありますので，必要な質問を繰り返して痛みの強さと性状の把握に努めます。

注：小児における持続性の痛みの診断（アセスメント）の詳細は『WHO ガイドライン：病態に起因した小児の持続性の痛みの薬による治療』[17]を参照してください。

痛みの強さを把握する

　患者さんの痛みの強さを把握するのに必要な情報を得るには，次のような問診が必要です。

- 痛みによる日常活動の制約の程度
- 睡眠が痛みに妨げられている程度
- 鎮痛薬を投与されていたとすれば，それによって得られた痛みの緩和の程度

　ペイン・スケール（痛みの強さを尺度で表す方法）の使用は役立ちますが，常に必要なわけではありません。痛みの性質を表す言葉，たとえば「圧迫されたような痛み」「うずくような痛み」「刺すような痛み」などの言葉を並べておき，それを選んでもらう方法も役立ちます。8 歳以下の小児では，このような成人に用いる方法ではなく，笑顔から泣き顔までの絵をいくつも並べておき，痛みの強さに相当する表情の絵を選んでもらう方法（フェイス・ペイン・スケール），あるいは小石や硬貨を 4 つ用意しておき，「4 つが最も痛いとしたら今の痛みはいくつ？」などと，痛みの強さに相当する数の小石や硬貨を選んでもらう方法があります。読み書きができない患者さんや言葉が不自由な患者さんにも，この方法が使えます。

　ペイン・スケールやフェイス・ペイン・スケールなどの記録は，チーム内での認識の共有に役立ち，同一の方法を繰り返して使えば，痛み治療の効果を追跡することもでき，痛み治療の修正にも役立ちます。しかし，どのようなスケールを用いても，自覚症状である「痛み」が客観化されるわけではありません。

「痛みが消えた」ことは患者さんとともに喜び合うべきですが，「痛みが消えても今の鎮痛薬を予定通りに服用してください．薬を中止してよいときには中止法を指導しますので，それに従って薬を中止していただきます」と伝えておくことも重要です．オピオイド鎮痛薬の反復投与を突然中止すると，退薬症状（離脱症状）が発生する危険がありますから，薬の中止法があることを説明し，患者さんに余計な不安を与えないよう心がけます．

　痛みのある患者さんが何らかの要因で意識障害に陥った場合に，「鎮痛薬投与を中止してよいか」と考える医師や看護師から相談を受けることがありますが，深い意識障害（たとえば昏睡）に陥っている患者さんも痛みは感じているのです．したがって，意識障害だけを理由に鎮痛薬投与を中止してはいけません．

痛みの経過を詳しく問診する

　医師は，問診によって，痛みの部位や範囲，痛みの強さ（弱い，中くらい，強い），痛みの性質，持続性の痛みなのか間欠性に生じる痛みなのか，痛みを増強する因子や軽減させる因子は何か，筋力低下や知覚障害の有無などについても把握していきます．ご家族にも質問し，患者さんが答えられないことや答えにくいことについての情報をつかむよう心がけます．痛みの強さや痛みによる日常生活の妨げの程度については控えめに伝える患者さんがいますので，そのような場合には，ご家族への質問がとくに重要となります．ご家族からの情報には，痛みの原因を示唆する鍵が多いものです．

患者さんの心理状態を把握する

　過去に病気になったときの状況をご家族にも聞きます．不安やうつ状態があるときには，その程度，自殺願望の有無などをご家族に聞くようにします．必要なときには，精神科医やサイコオンコロジスト（精神腫瘍医）に早期から助言を求めるべきです．

　患者さんの痛みは，4つの因子から成るトータル・ペイン（全人的な痛み：図1）であり，同じ痛みも背景因子によって「強く感じる」あるいは「弱く感じる」ことになります（表6）．医師，看護師，その他の医療職は，身体面

表 6　痛みの感じ方の強さを左右する諸因子（文献 8 より）

痛みの感じ方を増強する因子	痛みの感じ方を軽減する因子
怒り	受容
不安	不安の減退，緊張感の緩和
倦怠	創造的な活動
抑うつ	気分の高揚
不快感	他の症状の緩和
深い悲しみ	感情の発散，カウンセリング（同情的な支援）
不眠 → 疲労感	睡眠
痛みについての理解不足	説明
孤独感，社会地位の喪失	人とのふれあい

の因子に加えて，身体面以外の因子にも配慮すべきです。痛みの診断（アセスメント）や治療にあたり，痛みの感じ方の強さを左右する諸因子（表6）を常に考慮すべきです。

重要なのは，理学的診察（打診，触診，聴診など）を丁寧に行うこと

　注意深い問診と丁寧な理学的診察とが，がん患者さんの痛みの原因の特定に必要なすべてで，これらのみによって適切な痛み治療を開始できることが多いのです。既に多くの臨床検査を行ってきた患者さんですから，痛みの訴えがあったら，詳しく理学的診察（視診，打診，触診，聴診など，つまり身体的な診察）を行えば痛みの治療に必要な情報が得られ，併せて既実施の諸検査の結果を見直してみると，有用な情報が得られるのです。診察や検査などに先立ち，鎮痛薬を用いて痛みを消失・軽減させておく配慮を忘れてはなりませんし，痛みの原因が確定するまで鎮痛薬を使わないという方針は，決してとるべきではありません。

　必要な検査があるなら，それを指示し，主治医が自ら検査結果を判定することが大切です。痛みの原因について疑問が残る場合や，がん病変の治療を続けるか否かを決めるために病変の広がりを正確に知る必要がある場合には，検査の実施が必要となります。単純 X 線写真はスクリーニング検査として有用ですが，単純 X 線写真で何も発見されないからと，患者さんの訴えや臨床所見に基づいた判断をくつがえすことはできません。骨の陰影，たとえ

ば，頭蓋底，第2頸椎，第7胸椎，仙骨などの陰影と重なる部分の情報が十分に得られないからです。

骨シンチグラムは，単純X線写真に異常が現れる前に異常を検出しますが，放射性同位元素を用いた骨シンチグラムに異常があっても，すべてが骨転移であるとは限りません。骨粗鬆症，椎体の圧迫骨折，骨の廃用萎縮（使用しなくなった結果としての萎縮），パジェット病，骨髄炎などのすべてが骨シンチグラム陽性です。また，骨シンチグラムが陰性の場合でも骨転移がないと即断することはできませんし，痛みの原因がそこにないと断定することもできません。放射線照射後の骨転移巣には，増殖性のがん細胞が存在しているのに，骨シンチグラムは陰性のことが多いのです。

コンピュータ断層撮影（CT）や核磁気共鳴断層撮影（MRI）は，がん患者さんの痛みの原因診断に有用な補助診断法です。CTは骨と軟部組織を詳しく描出し，骨転移の初期像も描出します。MRIは椎体の転移巣，硬膜外腫瘍による脊髄圧迫，脳転移巣の診断にすぐれています。

鎮痛薬の使用によって痛みが緩和すると，患者さんにとって諸検査がはるかに受けやすくなります。痛みを緩和しても診断しにくくなることはありません。

薬以外の治療法についても考える

がん患者さんの痛み治療の主役は鎮痛薬を用いた治療法ですが，痛みによっては薬以外の治療法を考えた方が利点が大きいことがあります。たとえば，骨転移痛のある患者さんは，放射線照射と鎮痛薬投与あるいはコルセットとの併用によって痛みの著しい緩和や完全消失が期待できます。放射線治療による鎮痛効果が得られるまでの期間は1カ月程度とされているため，放射線治療の効果が得られるまでは鎮痛薬の併用を行う必要があります。大腿骨や上腕骨の病的骨折による痛みの場合には，鎮痛薬投与に加えて，整形外科的な内固定術が選択すべき治療法です。

最近では，脊椎骨転移痛などに対してinterventional radiology（IVR）による骨セメント注入療法（椎体形成術）も行われています。

鎮痛効果を監視し続ける

　痛みの診断（アセスメント）と治療の継続にはチームアプローチが必要で，ケアを担当する複数の医療担当者の観察に基づいた対応法の調整が重要です。痛み治療法の変更が必要となることがありますが，この変更を迅速に行うには，医師をはじめとするケア担当者が患者さんの痛みについての情報を定期的に話し合う機会（カンファレンス）を設け，治療方針およびその変更の要否について共通理解を持つようにすべきで，継続的な観察，患者さんとの意思の疎通が肝要です。

鎮痛効果を監視する

　診断した後も，患者さんの痛みについて，医療チームは次の点に注意を向けている必要があります。

- 痛みはがん自体によるものなのか，それとも他の原因にとるものなのか
- がんが直接的な原因ではない症候群の一症状としての痛みなのか
- 侵害受容性の痛み（nociceptive pain）なのか，神経障害性の痛み（neuropathic pain）なのか，双方が混在している痛みなのか
- 精神的因子が強さや変化に大きく影響している痛みなのか
- 家族や介護者に悪影響を及ぼしている痛みなのか

　本項で示してきたことは，痛み治療の開始前から実施中，いずれの時期にも注意すべき重要な観察ポイントです。これらに注意を払えば，処方内容の変更の遅れや，痛みが消えきらない場合がなくなり，患者さんとご家族ばかりか市民一般がその病院を，患者さんを痛みから解放する医療機関だと実感してくれることにつながります。

Ⅳ 痛み治療の基本方針

　痛みの治療は，痛みの原因について患者さんに率直に説明することから始めましょう。最良の治療成果をあげるためには，薬と薬以外の治療法を組み合わせることが多くの患者さんにとって必要となり，鎮痛薬（表7）といくつかの鎮痛薬治療を補助する薬（表12）の投与が，がん病変に対する治療と併行して実施できます。

　非オピオイド鎮痛薬とオピオイド鎮痛薬との併用によく反応する痛みもあれば，コルチコステロイドとオピオイド鎮痛薬の併用によく反応する痛みもあります。
　神経障害性の痛みは，非オピオイド鎮痛薬やオピオイド鎮痛薬による鎮痛効果が得られにくく，三環系抗うつ薬や抗けいれん薬と，鎮痛薬との併用が効果的です。最近では，神経障害性の痛みに適応のある，デュロキセチンやプレガバリンなどの薬剤も使用可能となっています。最適の痛み治療を行うには，神経障害性の痛みがオピオイド鎮痛薬に十分に反応しないことが多いと認識しておく必要があります。
　また，多くのがん患者さんが，恐怖や不安を持ち，うつ状態に陥っています。不安が強く，うつ状態が著しいがん患者さんには，鎮痛薬に加えて抗不安薬や抗うつ薬などを処方する必要があります。このような精神的変調が見逃されると，治療に反応しにくい痛みとなってしまいます。

　痛みの治療は，痛みの原因について患者さんにわかりやすく説明することから始めます。とくにオピオイド鎮痛薬に不安や恐怖を持っている患者さんやご家族に対しては，医師や薬剤師がオピオイド鎮痛薬についての正しい知識とその有用性について説明すべきです。世間の人々が持つオピオイド鎮痛薬への抵抗感は，医師が長年にわたって古い知識に基づく行動や態度を人々に示してきた結果ですので，その是正は現在の医師の重要な責務と考える必要があります。

表7 WHO方式がん疼痛治療法の基本薬リストと，リストの公表後に日本で使えるようになった薬

群	基本薬	代替薬	リスト公表後に日本で使えるようになった薬
非オピオイド鎮痛薬	アスピリン アセトアミノフェン イブプロフェン インドメタシン	コリン・マグネシウム・トリサルチレート* ジフルニサル* ナプロキセン ジクロフェナック	ロキソプロフェン セレコキシブ エトドラク メロキシカム
弱い痛みから中くらいの強さの痛みに用いるオピオイド鎮痛薬[a]	コデイン[b]	ジヒドロコデイン (デキストロプロポキシフェン*) (アヘン末) トラマドール	
中くらいから強い痛みに用いるオピオイド鎮痛薬[a]	モルヒネ	メサドン ヒドロモルホン** オキシコドン レボルファノール* (ペチジン) ブプレノルフィン[c]	フェンタニル タペンタドール
オピオイド拮抗薬	ナロキソン		
抗うつ薬[d]	アミトリプチリン	イミプラミン	デュロキセチン
抗けいれん薬[d]	カルバマゼピン	バルプロ酸	ガバペンチン プレガバリン***
コルチコステロイド[e]	プレドニゾロン デキサメタゾン	プレドニゾン* ベタメタゾン	

a) オピオイド鎮痛薬は，実地目的の分類として2群に分けられています。弱い痛みから中くらいの強さの痛みに用いるオピオイド鎮痛薬（以前は弱オピオイドと呼ばれた）と，中くらいから強い痛みに用いるオピオイド鎮痛薬（以前は強オピオイドと呼ばれた）です。臨床使用の経験に基づく分類です。多くの発展途上国では医療目的のモルヒネ使用すら禁止されていましたので，WHOは使用できるように規制を改訂するよう勧告し，医療用モルヒネの使用を認可した国が大幅に増えました。また，治療指針の簡便化のため，第二段階を省いた「二段階除痛ラダー」を推奨している発展途上国が増えました（例：フィリピン，ベトナム，カンボジアなど）。
b) コデインの体内代謝に個人差があり，トラマドールは小児での治験データがないことから，WHOは除痛ラダー第二段階の薬を小児患者には使わないよう2013年に勧告しています[17]。
c) ブプレノルフィンは部分的アゴニストであり，有効限界（天井効果）があります。少量使用（0.2 mgの8時間ごと投与）はコデインの代替薬となり，多量の使用（1 mg以上の8時間ごと投与）は，モルヒネ速放製剤30 mg／回の4時間ごと経口投与と同効です。海外では舌下錠が使われていますが，日本では坐剤と注射剤，貼付剤（貼付剤は，がんの痛みには適応承認がない）が入手できます。
d) 抗うつ薬と抗けいれん薬は，神経障害性の痛みによく使われる薬です。
e) コルチコステロイドは，神経圧迫，脊髄圧迫，頭蓋内圧亢進による痛みに効果があり，骨転移痛に対しては非ステロイド性抗炎症薬（NSAIDs）の代用薬または併用薬としても使いますが，NSAIDsとの併用においては，副作用として胃の障害や体液貯留の危険性が大きくなることがあります。
* 日本では入手できない，国内で販売中止となっている薬　** 日本で経口製剤を導入準備中の薬
*** 海外で抗けいれん薬として開発された薬　（　）今日では使われることがないか，少なくなっている薬

痛みについてのアセスメントに続けて，患者さんに対して「痛みの治療を始めますが，その目標は，あなたを痛みがない状態に復帰させることです。痛みによってできないことや困っていることがなくなるようにすることです」と治療のゴールを伝えてから，痛み治療を始めるべきです。主要な治療手段は鎮痛薬を用いた治療法で，鎮痛薬の容易な投与経路は「経口投与（内服）」であることを強調し，経口投与ができない状態の場合には，坐剤投与，皮下ないし静脈内注入あるいは経皮投与などの方法があることも伝えます。

　鎮痛薬の選択や投与量の調整は，もっぱら痛みの強さに応じて行いますが，個々の患者さんにおける鎮痛効果や適切な投与量は，投与後の反応を把握しながら行うと理解しておくことが大切です。多くの痛みが，非オピオイド鎮痛薬とオピオイド鎮痛薬の併用によく反応し，他の痛みはコルチコステロイドとオピオイド鎮痛薬の併用に反応しますが，多くの場合はオピオイド鎮痛薬が主役です。神経障害性の痛みだけで構成される痛みはがん患者さんには少なく，神経障害性の痛みと侵害受容性の痛みが混在していることが多いですので，オピオイド鎮痛薬に抗うつ薬や抗けいれん薬などを併用した治療が必要となります。

　オピオイド鎮痛薬が「よく効く痛み」，「効かない痛み」との記述は，モルヒネの経口投与の効果に由来したイギリスでの経験による分類で[19]，経口投与したモルヒネがあまり効かないにもかかわらず，硬膜外モルヒネはよく効くとの報告[19]があります。経口投与したモルヒネへの反応性に基づいてmorphine-responsive pain，morphine-irresponsive pain と分けていました。

　がん患者さんの精神状態，とくに恐怖，不安，うつ状態が，痛みの感じ方の強弱に影響する因子であることに注目し，必要なときには精神科医や臨床心理士の協力を求めるべきです。

　鎮痛薬の副作用にも精通し，とくに便秘については，チームの看護師と情報を共有すべきです。

がんの痛み治療のエッセンスは，痛みの強さや性状に応じた剤形の薬を選び，その投与による効果を患者さんに聞きつつ，鎮痛薬の投与量を適切に増減調整し，痛みの消失に至ることです。これを能率的に行うには，速放製剤で鎮痛薬投与を開始するのが賢明です。

　近年は，徐放製剤を用いてオピオイド鎮痛薬を開始し，レスキュー・ドース（臨時追加投与量）として，投与している速放製剤の投与回数を増やす方法が行われることがあるようです。しかし，いつまでもレスキュー・ドースの回数が多い状況を続けるべきではなく，徐放製剤の定時投与量を増量すべきです。

　日本において徐放製剤でオピオイド鎮痛薬投与を開始するようになった背景として，
- あるオピオイド鎮痛薬の徐放製剤の発売が先行し，速放製剤導入が遅れた時代があったこと
- 徐放製剤と，それとは異なるオピオイド鎮痛薬の速放製剤のレスキュー・ドースとによるオピオイド鎮痛薬投与開始もやむをえないとの臨時的な開始法の非公式情報があったこと
- 麻薬指定のオピオイド鎮痛薬を医療機関で購入する際，製剤ごとに仕入れ先の卸売り業者が異なることから，購入手続きを煩雑に感じて，購入する製剤の種類を制約した医療機関があったこと

などが影響したと思われます。しかし，徐放製剤を定時投与に用いての用量調整は非能率的なのです。

　古典的と感じる医師もいるでしょうが，基本的なオピオイド鎮痛薬の投与開始法は，WHO 方式がん疼痛治療法が示しているように「投与開始から痛みが消える適切量への増減調整には速放製剤を用い，痛みが消える適切量が把握できたら徐放製剤に切り替える方法」なのです。

　モルヒネ速放製剤は 4 時間ごと，オキシコドン速放製剤は 4〜6 時間ごと投与の製剤なので，効果判定が短時間（服用から 30〜60 分後）で可能なこと，速放製剤は徐放製剤よりも薬価が低額なので徐放製剤に切り替える際には薬価が大きくなることを患者さんに説明し，同意を得ておくことが必要です。徐放製剤の薬価の自己負担額に耐えられないからと，速放製剤を選ぶ患

者さんもいました。

　増量調整により次第に痛みが軽くなるにつれ，患者さんの表情が明るくなってくると，もう1〜2回の増量で痛みが消えるのにそれを控えてしまう医師を少なからず見かけますが，痛みが消えるまでのさらなる増量を怠るべきではありません。患者さん本人，ご家族，主治医，担当看護師のすべてが満足する「痛みの消失」を目指すべきです。

　「便秘」と「悪心・嘔吐」がオピオイド鎮痛薬の一般的な副作用です。
　便秘については患者さんの自覚が少なく，看護チームも継続的な排便状況には関心を欠いているようです。検温表に加えて便通表を使用している緩和ケア病棟もあるほどですが，排便の有無に常に注目し，重症便秘や宿便とならないよう，オピオイド鎮痛薬の投与開始時から適切な緩下薬や軟便薬を併用すべきです。
　非ステロイド性抗炎症薬（NSAIDs）は胃粘膜の障害（びらん性胃炎など）を起こしやすい患者さんがいますので，基本的にはH_2ブロッカーやPPI（プロトンポンプ阻害薬）の併用を行ってください。

V 鎮痛薬の使用法

　WHO方式がん疼痛治療法は費用が少なくてすむ方法として作られ，有効率は高いことが明らかになっています。しかし，最近になって日本に導入されたオピオイド鎮痛薬には比較的高価なものがあることに留意してください。
　WHO方式がん疼痛治療法は，鎮痛薬の使用法の基本原則を次の5点に要約しています。

❶経口投与が原則です（by mouth）
❷時刻を決めて規則正しく投与します（by the clock）
❸除痛ラダーにそって，痛みの強さに応じた効力の鎮痛薬を選びます（by the ladder）
❹患者さんごとの個別的な量を用います（for the individual）
❺そのうえで細かい点に配慮します（attention to detail）

　この5つの基本原側を守ることが肝要です。個々の原則について詳述します。

"経口的に"

　鎮痛薬は，できる限り「経口投与」とすべきです。坐剤は嚥下困難のある患者さん，強い悪心・嘔吐または消化管閉塞のある患者さんに用いますが，坐剤の反復投与は患者さんにとって不快な投与法なのです。その他の非経口的投与用製剤の適応も同様です。持続皮下注入法は，経口投与法や直腸内投与法に代わる投与法で，ポータブル自動注入器を使う方法が代表的です。

　薬の経口投与とは，人体が必要とするものを摂取する自然の経路を活用した投与法で，他の人の手を借りることなく患者さん1人で実施でき，がんの痛み治療においても患者さんの日々の自立（セルフケア）を助ける，最もオーソドックスな薬の投与方法です。フェンタニルとブプレノルフィンを除き，

ほぼすべての鎮痛薬が，経口投与が可能です。

経口投与で鎮痛効果や副作用などの問題なく継続できている患者さんの鎮痛薬を非経口投与に切り替えることには，合理的な理由がありません。経口投与法が困難ないし不可能となったときに，非経口投与（坐剤，貼付剤，注射剤）に切り替えるべきです。経口投与を非経口投与に切り替える際には，医療側の判断に加えて，薬価，患者さんとご家族の希望，在宅の場合には実施のしやすさも考慮すべきです。また，切り替え後には投与量の調整が必要なことがあります。

参考までに

社会福祉制度が未整備な発展途上国では，薬価は大きな問題です。合成麻薬の1回投与量の薬価が患者さん一家の1日分の生活費と同額だからと，処方を控えざるをえないことがありました。本邦でも，モルヒネ速放製剤を徐放製剤に切り替えたときの保険医療上の自己負担額に耐えられない患者さんがいましたので，患者さんの意見に配慮する必要があります。ある剤形が流行のようだとその剤形を処方することは全く無意味で，患者さんの状態に応じた剤形や投与法を選択すべきです。とくに導入から間もない鎮痛薬の適正な投与指針については，医師自身がよく学ぶことが肝要です。

1990年頃，アメリカでフェンタニル貼付剤が販売され始め，日本では2001年に導入されました。経皮投与が可能なオピオイド鎮痛薬ですが，入手できない発展途上国が多いため，WHO方式がん疼痛治療法の基本薬リスト（1996年改訂）[2]には含めず，本文中で概略を説明するにとどめました。フェンタニル貼付剤については，75頁〜「経皮投与」で後述します。日本の研究者によるモルヒネの経皮投与製剤開発の取り組みもありましたが，実現していません。

"時刻を決めて規則正しく"

鎮痛薬は，時刻を決めた一定の時間間隔で規則正しく投与すべきです。投与量は，患者さんの痛みの強さに相応した量，すなわち，その量によって患者さんが楽になった（痛みが消えた）と感じることができる量へと増減調整

し，次回分の投与は，必ず薬の効果が切れるおよそ 1 時間前に行います。こうすることによって，鎮痛薬の血中濃度が有効レベルに維持され続け，いつも痛みが消失した状態が維持されるのです。

　一部の患者さんでは次回投与時刻前に痛みが出現することがあり（定時投与量が少ないために起こり end-of-dose pain と呼ばれています），そのときにはまずレスキュー・ドース（臨時追加投与量）を投与します。次回分も予定時刻通りに投与し，その後は定時投与量を増量します。

　また，鎮痛薬により痛みが治まっている患者さんに突然現れる痛み（突出痛：breakthrough pain）が，がんによる痛みの治療を受けている患者さんの 6 割にみられます。このような痛みに対しても，レスキュー・ドースを投与します。突出痛に対しての服用法も指導し，レスキュー・ドースはすぐに服用できるよう，入院中であっても患者さんに渡しておきます。定時薬やレスキュー・ドースの服用時刻や痛みの変化などを患者さんに記録してもらうと，痛みに応じたタイムリーなレスキュー・ドースの活用が実現します。

　レスキュー・ドースは，モルヒネなどのオピオイド鎮痛薬速放製剤の 4 時間ごと投与の場合は，1 回投与分かその半量を使用し，次回定時服用分は休まずに服用します。定時服用中の鎮痛薬が徐放製剤である場合には，1 日分投与量の 6 分の 1 量ほどの同じオピオイド鎮痛薬速放製剤を投与します。レスキュー・ドースに使うオピオイド鎮痛薬は，定時薬と同じオピオイド鎮痛薬の速放製剤です。

　突出痛は，出現から最も強くなるまでの時間が 10 分以内と短く，最近では速やかに効果を得るため，口腔粘膜から吸収される，突出痛に特化した製剤も使えるようになりました（75 頁〜「経皮投与」を参照してください）。

　「弱い痛み」に対する非オピオイド鎮痛薬は，一般に 6 時間ごと（起床時，正午，午後 6 時，就寝時）に投与します。次回投与時刻前に痛みが再発する場合は，定時投与量の増量で対処します。多くの非オピオイド鎮痛薬には有効限界（天井効果：ceiling effect）があり，増量には限度があるため，オピオイド鎮痛薬への切り替えを考慮することが多くなります。

　オピオイド鎮痛薬による投与開始は，速放製剤（塩酸モルヒネの散剤や 10 mg 錠，オキシコドンの速放製剤オキノーム® など）を用いて行うのが適

切です。オキシコドン速放製剤は4時間ないし6時間ごと投与としますが，モルヒネ速放製剤と同じ「4時間ごと」としてもよいようです。いずれも痛みが消えた量に達したら，徐放製剤に切り替えて患者さんの生活上の便宜を図りますが，速放製剤と徐放製剤では薬価が異なるので，この点について説明してから徐放製剤に切り替えるべきでしょう。モルヒネ徐放製剤には12時間ごと投与型と24時間ごと投与型があり，これらが長期継続投与の便宜を考えた製剤であることを無視してはいけません。徐放製剤に切り替えたら，その服用時刻は，患者さんの睡眠を妨げない時刻とすべきです。

今ではモルヒネばかりでなく，オキシコドンでも，フェンタニルでも速放製剤が使えるようになりました。モルヒネあるいはオキシコドンは，既に述べたように，徐放製剤ではなく速放製剤によって投与を開始すべきです。

オピオイド鎮痛薬は非オピオイド鎮痛薬との併用が望ましいですが，胃腸障害などがある患者さんでは併用を避け，オピオイド鎮痛薬のみの投与とします。

"除痛ラダーにそって効力の順に"

鎮痛薬の選択は，除痛ラダー（図2）にそって行います。除痛ラダーは，どの痛みの場合でも第一段階の鎮痛薬アセトアミノフェンや非ステロイド性抗炎症薬（NSAIDs）で開始せよと指示する図ではなく，鎮痛薬を効力の強さの順に並べた図であると理解してください。

第一段階は非オピオイド鎮痛薬で弱い（軽い）痛みに用いますが，これが有効でない痛み，あるいは有効でないと判断される痛みには，弱い痛みから中くらいの強さの痛みに用いる第二段階のオピオイド鎮痛薬（コデインやトラマドール）を加えた処方とします。痛みの強さによっては，第三段階のモルヒネをはじめとするオピオイド鎮痛薬に切り替えても差し支えありません。

第二段階を省いて，第三段階に進むことがあります。第二段階のコデインなどが有効でないとき，あるいは有効でない強さの痛みと判断したときには，第三段階の中くらいから強い痛み治療用のオピオイド鎮痛薬の1剤，すなわちモルヒネかオキシコドンを処方します。

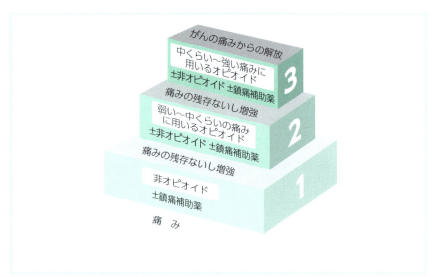

図2　WHO 三段階除痛ラダー

　鎮痛薬は，表7に示すそれぞれの群から1つの薬を選んで使用すべきであって，同じ群の他の薬に切り替えても解決には至らないので，一段階上の鎮痛薬のいずれかに切り替えます。各段階の鎮痛薬を投与するとき，適応があれば鎮痛薬治療を補助する薬を併用します。

　小児患者さんには二段階方式のラダーに基づいて薬を選択するよう，2013年発行の小児用WHOガイドライン[17]が指示しています。二段階方式とはすなわち，本書で示す第二段階の薬をすべて省いています。また，薬の入手が困難な発展途上国，たとえば，フィリピン，ベトナム，カンボジアなどの国で編纂した成人がん患者さん用の痛み治療マニュアルでも，第二段階を除き，第一段階と第三段階の「二段階除痛ラダー」に簡素化し，成人がん患者さんに使用するよう指示しています。

　原則として，2つのオピオイド鎮痛薬を併用すべきではありません。オピオイド鎮痛薬ごとに異なる性質が影響し合って，鎮痛効果が変化することなどがあるためです。たとえば，モルヒネ投与中の患者さんにブプレノルフィンを併用すると，モルヒネよりも受容体に親和性が大きいブプレノルフィン

が，モルヒネを追い出して受容体に結合するため，作動効力がモルヒネよりも小さいブプレノルフィンが作動することになり，鎮痛効果が弱まってしまいます。

WHO 方式がん疼痛治療法の基本薬リストは，加盟各国が国民の健康保持のために整備しておくべき薬を WHO が示した「WHO 基本薬モデルリスト」[20] から選ばれています。日本におけるオピオイド鎮痛薬の多くが WHO の勧告以後に導入されており，日本の多くの医師が未だ十分な使用経験を積んでいません。そのため，医師は投与に慣れていない製剤を処方するにあたっては添付文書を熟読し，そのうえ，添付文書にはないレスキュー・ドース（臨時追加投与量）についても学び，緩和ケア科の医師や薬剤師の協力を求めるようお勧めします。

メサドンは，モルヒネやオキシコドン，フェンタニルなどのオピオイド鎮痛薬を用いても痛みが適切に緩和されない場合に用います。副作用がありますが，血中半減期が長く，投与法も複雑なため，一定の e-learning（研修）を受けたとの認証を得た医師のみが処方を許され，薬剤師には，そのような資格のある医師の処方であることを確認してから調剤を開始するという制約があります。

フェンタニル経皮吸収製剤や口腔粘膜吸収性の速放製剤については，75頁～「経皮投与」を参照してください。

"患者さんごとの個別的な量で"

オピオイド鎮痛薬には，標準的な開始量はあっても，その標準的な維持量や至適投与量を予見することができません。投与開始後に用量調整を経て，初めてその患者さんの痛みが消える適切な投与量を把握できるといった理解が重要です。適切な維持量には個人差があり，投与前に適切な維持量を知ることはできず，投与開始後に用量調整を経て，初めて把握できるのです。個人のお酒の適量が，飲んでみて初めてわかるのと同じように，服用して初めてオピオイド鎮痛薬の鎮痛に至適な投与量が把握できるのです。

モルヒネなどには有効限界（天井効果：ceiling effect）がありません。モ

ルヒネについての経験では，4時間ごとの速放製剤の経口投与で痛みが消失する量は，速放製剤の1回量が5 mgから1,000 mg以上と大きな差がありましたが，多くの患者さんでは1回量30〜40 mg以下（1日240 mg以下）の量で痛みが消失した患者さんが多いのです．鎮痛薬，とくにモルヒネ投与を開始したら，なるべく早く痛みが消える適切量を把握することが肝要ですので，そのためには速放製剤での投与開始と，適切な量に向けた増減調整をお勧めします．

しかし，第二段階のコデインなどのように，一定量以上に増量しても副作用が増すばかりで鎮痛効果が増強しなくなり，人種によっては反応性の個人差が大きく，がんの痛みの治療薬として重要視されなくなってきた薬もあります．コデインはプロドラッグで，服用後に体内で代謝されてモルヒネになって作用しますので，それなら少量のモルヒネから開始した方がよいと考えられるようになってきています．

鎮痛薬の効果が切れる前に次回分を服用することの大切さを，患者さんによく説明する必要があります．経口モルヒネ速放製剤を4時間ごとに投与するときには，次のように服用時刻を決めます．

- 朝の第1回服用時刻は患者さんの起床時
- 夜の最後の服用時刻は就寝時（午後10時頃）
- その他の服用時刻は午前10時，午後2時，午後6時

このような投与時刻とすると，患者さんの生活上の便宜が得られます．徐放製剤を反復投与するときには，夜の睡眠を妨げないような時刻を選んで12時間ごと，あるいは24時間ごとの投与とします．モルヒネ以外のオピオイド鎮痛薬を投与するときにも，同じような考えに基づいて服用時刻を設定すべきです．8時間ごとの投与間隔は，実施が生活のリズムに合わないことが多く，内服時間がずれたり忘れられたりすることが多いようですので，勧められません．

郵 便 は が き

113-8790

215

料金受取人払郵便

本郷局承認

9542

差出有効期間
平成30年3月
31日まで

(切手不要)

(受取人)
東京都文京区湯島2丁目31番14号

金原出版株式会社　編集部行

フリガナ		男・女
お名前		(　　)歳
ご住所	〒　　　−	
E-mail	@	
ご職業など	勤務医 (　　　　　　　　　科)・開業医 (　　　　　　　　科) 研修医・薬剤師・看護師・技師 (検査/放射線)・PT/OT/ST 企業・学生・患者さん その他 (　　　　　　　　　　　　　　　　　　　　　)	

※このハガキにご記入頂く内容は，アンケートの収集や関連書籍のご案内を目的とするものです。ご記入頂いた個人情報は，アンケートの分析やデータベース化する際に，個人情報に関する機密保持契約を締結した業務委託会社に委託する場合がございますが，上記目的以外では使用致しません。以上ご了承のうえご記入をお願い致します。

◆ 弊社の図書目録(郵送)を 　　　□ 希望する □ 希望しない
◆ 弊社からの書籍案内(メール)を □ 希望する □ 希望しない

金原出版　愛読者カード

本書をお買い求め頂きありがとうございます。皆さまのご意見を今後の企画・編集の資料とさせて頂きますので、下記のアンケートにご協力ください。
ご協力頂いた方の中から抽選で**図書カード1,000円分(毎月10名)**を進呈致します。
なお、当選者の発表は発送をもって代えさせて頂きます。

① 本のタイトル、購入時期をご記入ください。

（　　　年　　月購入）

② 本書をどのようにしてお知りになりましたか？(複数回答可)

- [ ] 書店・学会場で見かけて（書店・学会名：　　　　　　　　　　　　　　）
- [ ] 知人から勧められて　　[ ] 病院で勧められて
- [ ] 宣伝広告・書評を見て　（紙誌名：　　　　　　　　　　　　　　　　　）
- [ ] インターネットで　　　（サイト名：　　　　　　　　　　　　　　　　）
- [ ] ダイレクトメールで
- [ ] その他（　　　　　　　　　　　　　　　　　　　　　　　　　　　　）

③ 本書のどのような点に興味を持ち、お買い求め頂きましたか？(複数回答可)

- [ ] タイトル　[ ] 編著者　[ ] 内容　[ ] 価格　[ ] 表紙　[ ] 誌面レイアウト
- [ ] サイズ(大きさ・厚さ)　[ ] その他（　　　　　　　　　　　　　　　　）

→ お選び頂いた項目について、何が良かったかを具体的にお聞かせください。
（　　　　　　　　　　　　　　　　　　　　　　　　　　　　　　　　　）

④ 本書の感想をお聞かせください。

- ◆ 内　容　　　［満足／まあ満足／どちらともいえない／やや不満／不満］
- ◆ 難易度　　　［ちょうどよい／難しい／簡単すぎる］
- ◆ 価　格　　　［ちょうどよい／高い／安い］
- ◆ 表　紙　　　［とてもよい／まあよい／普通／よくない／どちらともいえない］
- ◆ 誌面レイアウト［とてもよい／まあよい／普通／よくない／どちらともいえない］

⑤ 本書の中で役に立ったところ、役に立たなかったところをお聞かせください。

- ◆ 役に立ったところ（　　　　　　　　　　　　　　　　　　　　　　　　）
  - → その理由（　　　　　　　　　　　　　　　　　　　　　　　　　　）
- ◆ 役に立たなかったところ（　　　　　　　　　　　　　　　　　　　　　）
  - → その理由（　　　　　　　　　　　　　　　　　　　　　　　　　　）

⑥ 注目しているテーマ、今後読みたい・買いたいと思う書籍等がございましたらお教えください。また、弊社へのご意見・ご要望など自由にご記入ください。

ご協力ありがとうございました。

"そのうえで細かい点に配慮を"

　処方内容を丁寧に書いて患者さんに渡すことが理想的で，患者さんもご家族も間違わずに薬を使用できます。書いて渡す内容としては，薬の名前，使用の目的（たとえば痛み止め用の薬，便秘予防の薬など），1回量（錠数，mg数など），1日あたりの服用回数，服用時刻などです。予想される副作用（投与初期の悪心・嘔吐，めまい，便秘，眠気など）についても，予防法や対処法を含めて患者さんにあらかじめ話しておくべきです。

　モルヒネ速放製剤の4時間ごと定時投与法が，がん患者さんの痛みの鎮痛薬治療における基本となっており，この定時投与の基本を念頭に置いて多くの剤形が工夫されました。発売後は予期に反するほどの好評を得たMSコンチン®錠（12時間ごと投与の硫酸モルヒネ徐放錠）導入への関心の高まりが，それまで麻薬製剤に無関心であった日本の製薬業界と医学界を大いに刺激し，その後の他のオピオイド製剤導入にもつながりました。

Ⅵ 鎮痛薬の選択

非オピオイド鎮痛薬

　非オピオイド鎮痛薬としては，アスピリンをはじめとする非ステロイド性抗炎症薬（NSAIDs）とアセトアミノフェンがあります。アスピリン，アセトアミノフェン，イブプロフェン，インドメタシンは，「WHO 基本薬モデルリスト」[20]に記載されている薬です。いくつもの NSAIDs が使用できますが，効果と副作用ばかりか薬価も考え，どれを選ぶかを決めるべきです。日本では WHO の勧告以後に，セレコキシブ，エトドラク，メロキシカムなどが導入されています。

　NSAIDs は，骨転移痛に対しての効果が高い製剤です。骨転移巣には腫瘍細胞によって産生されるプロスタグランジンが高濃度に存在しますが，NSAIDs は，そのプロスタグランジンの産生抑制作用を持っているからです。骨転移痛がある患者さんには，副作用に配慮しつつ，NSAIDs のうちの 1 剤を使用するとよいでしょう（表 8）。
　非オピオイド鎮痛薬は，軟部組織や筋組織へのがんの浸潤による痛みにも有効な薬ですが，非オピオイド鎮痛薬には有効限界（天井効果：ceiling effect）があり，一定量以上の増量後には効果の増強がみられなくなり，副作用のみが多くなります。非オピオイド鎮痛薬が十分に効果をあげない痛みには，痛みの強さに応じて第二段階か，第三段階のオピオイド鎮痛薬のいずれか 1 剤を処方します。

　1984 年の WHO 方式がん疼痛治療法暫定案の日本人がん患者の痛みを対象とした試行では，アスピリンまたはアセトアミノフェンを処方して痛みが消えたのは対象患者の弱い痛みの 3 分の 1 にとどまり，痛みが比較的強い場合には，非オピオイド鎮痛薬で完全除痛に至ることがありませんでした[3]。

表8 がん患者さんの痛みに対する非オピオイド鎮痛薬

薬	標準量	副作用
アスピリン (参考までに)	600 mg／回 4～6 時間ごと	胃の障害 消化不良，下血
	副作用の防止には，アスピリンをミルクとともに，あるいは食後に，あるいは制酸薬とともに服用します。1日4g以上の使用では耳鳴り，難聴，その他の副作用をもたらす可能性があります。メトトレキセートのような細胞毒性薬（代謝拮抗薬）は，タンパク結合能が高く，一部がアスピリンと置換される可能性があります。これが起こったときにはアスピリンの投与量を調整しないと，毒性が増強することになります。	
アセトアミノフェン	650～1,000 mg／回 4～6 時間ごと （注：坐剤もあります）	大量投与やアルコールとの併用には肝障害のリスクがある
	肝障害のある患者さんには注意しながら使うこと。1日6g以上になると肝障害のリスクが強まります。	
イブプロフェン	400 mg 4～6 時間ごと	胃の障害はアスピリンより少ない
	1日3gまでは鎮痛効果が増大します。	
インドメタシン	25 mg 6 時間ごと	胃の障害が多い
	最大投与量は1日量として200 mg （注：坐剤もあります）	

　アスピリンは，古代から使われてきた柳の樹皮から分離された薬で，1897年にバイエル社の Felix Hoffmann 氏によって副作用を軽減したアセチルサリチル酸が合成され，その商品名アスピリンが一般名にもなり，世界各国の一般臨床で短期的ないし頓用的に使用され続けてきました。WHO 方式がん疼痛治療法の作成審議の場では，どの国でも入手できるアスピリンとアセトアミノフェンを非オピオイド鎮痛薬の代表薬としましたが，アスピリンに胃粘膜障害という副作用があるため，NSAIDs をいくつも入手可能な国が増えるに従い，先進国の成書，たとえば『トワイクロス先生のがん緩和ケア処方薬』[21]では，アスピリンの章が消えました。

　他方，アセトアミノフェン（1873 年に合成）は，世界各国で軽度の痛みの治療に使われています。抗炎症作用を持っていませんが，アスピリンと同

等の鎮痛作用を持つとされています。少量では鎮痛効果が得られないため，添付文書が示す投与量を確認して，適切な量と回数を守って投与します。アセトアミノフェンの大量投与には肝毒性があるとされていますが，鎮痛に必要な量と肝毒性を生じる量には大きな開きがあり，通常は安全に使うことができます。肝炎の既往がある患者さんが多い開発途上国では，アセトアミノフェンの処方をためらう医師が多いように見受けられます。飲酒はアセトアミノフェンの代謝産物による肝障害のリスクを著しく高めますので，アセトアミノフェン投与中は飲酒を避けるよう指導してください。

　欧米でアスピリンの代わりによく使われている薬は，ナプロキセンやイブプロフェン，日本で入手できないコリン・マグネシウム・トリサルチレートなどです。

　表8に，非オピオイド鎮痛薬の標準的な投与法を示しました。投与に先立ち，アスピリンないしアスピリン類似薬に対するアレルギー反応の既往の有無を問診すべきです。血小板機能に問題がある患者さんでは，アセトアミノフェンを選択します。

　患者さんによっては，少量のアスピリンやNSAIDsの反復投与でびらん性胃炎や消化管潰瘍を起こすことがあります。そのため，NSAIDsの継続投与ではH_2ブロッカーやプロトンポンプ阻害薬の併用によって予防や治療を行います。

　非オピオイド鎮痛薬を増量しても痛みが軽減しないなら，直ちにオピオイド鎮痛薬のいずれかを追加処方します。

オピオイド鎮痛薬

　臨床現場での便宜のため，オピオイド鎮痛薬を2群に分けて解説します。ひとつは弱い痛みから中くらいの強さの痛みに用いるオピオイド鎮痛薬（以前は弱オピオイドと呼ばれた），もうひとつは中くらいから強い痛みに用いるオピオイド鎮痛薬（以前は強オピオイドと呼ばれた）です。この分類は，有効限界の有無，よく用いられてきた処方方針に基づいた便宜的な分類です。

オピオイド鎮痛薬の経口投与は容易に実施でき，しかも中くらいから強い痛みに用いるオピオイド鎮痛薬の経口投与で大多数の患者さんの痛みが消失します。オピオイド鎮痛薬を安全かつ有効に使用するには，オピオイド鎮痛薬の臨床薬理学を理解していなければなりません。オピオイド鎮痛薬を継続投与すると「身体的依存」と「耐性」が発生しますが，これらは，投与を継続したときに起こる薬理学的正常反応です。

　「身体的依存」とは，投与を突然中止したとき，あるいはオピオイド拮抗薬を注射したときに，退薬症状（離脱症状）が現れることを特徴とする現象です。
　「耐性」とは，反復投与していると効果の減少や効果持続時間の短縮が起こり，効果を維持するためには増量が必要となることを特徴とする現象です。
　しかし実地上は，「身体的依存」も「耐性」も，オピオイド鎮痛薬の効果的な使用の妨げとはなりません。痛みの強さが安定している患者さんでは，数週間から数カ月にわたり増量しなくても効果を維持できることがしばしばあります。

　「精神的依存」ないし「薬物依存」とは[22]，薬への欲求のあまり，薬の獲得に異常に執着することを特徴とした行動様式のことです。精神的依存がオピオイド鎮痛薬による治療で生じるとの思い込みが，がん患者さんの痛み治療の妨げになっています。

　医師と患者さんが「精神的依存」について過度の不安や恐怖を持っていたことが，オピオイド鎮痛薬を少なすぎる量で使う現象，あるいはオピオイド鎮痛薬服用を拒否する現象につながっています。しかし，幅広い臨床経験によって，鎮痛を目的としてオピオイド鎮痛薬の投与を受けているがん患者さんには「精神的依存」が発生しないことが臨床的に観察されていました。このことは成人にも小児にも共通した所見ですが，なぜ痛みがあると精神的依存が起こらないのか，その機序は不明でした。ところが，本邦での基礎薬理学における動物実験により，「痛みがある生体へのモルヒネの反復投与によって精神的依存が起こらない生体内機序」が解明されたのです。第1部の10頁〜「Ⅲ．疼痛下におけるオピオイド鎮痛薬の精神的依存」を参照してください。

さらに強調したいのは，がん病変の治療により痛みの原因であるがん病変が消失したときには，オピオイド鎮痛薬の投与を安全に中止できることです。その際，退薬症状（離脱症状）の発生を回避するために，投与量を少しずつ減量していき，2週間ほどかけた漸減法で安全に中止に至ることができます。また，神経ブロックや脳神経外科的治療法などによって痛みが消失したり，痛みの強さが急に弱まったりするときには，モルヒネの投与量を25％量にまで減らし，それで痛みが現れないときには，さらに2週間ほどをかけ，2〜3日ごとに減量していく漸減法によって安全にオピオイド鎮痛薬投与の中止に至ることができます。このような方法により，退薬症状（離脱症状）が回避できます。

　オピオイド鎮痛薬を有効に使用するには，次の点も考慮します。
- オピオイド鎮痛薬の服用歴
- 痛みの強さと性状
- 患者さんの年齢
- がんの進行度，とくに肝機能と腎機能への影響の有無
- 併発症

　オピオイド鎮痛薬の効き方は患者さんごとに大きな個人差があり，標準投与量というものが存在しないため，主治医も患者さんも，この個人差を投与前に予測できず，投与を開始してみて初めて把握できるので，個々の患者さんに最もよく効く量を求めての増減調整が不可欠です。繰り返しますが，適切な投与量とは，痛みが消えている状態が維持される投与量です。これを求めるときに，医療側は患者さんに鎮痛効果を繰り返して聞くことになりますが，これ以外に鎮痛効果を把握する方法がないためです。

　高齢者では，オピオイド鎮痛薬の薬物動態が変化しているのが一般的ですので，若年成人の場合よりも少ない量，たとえば半量でオピオイド鎮痛薬の投与を始めます。小児における投与開始量は体重によって決めます。詳細は文献[17]を参照してください。

オピオイド鎮痛薬は，まず肝で代謝され，その代謝の速度は肝血流に左右されます。高度の肝機能障害になれば，薬の代謝に影響します。しかし，肝機能障害はオピオイド鎮痛薬の禁忌ではありません。肝硬変のある患者さんでは，一部のオピオイド鎮痛薬が全身循環系に達する割合（oral systemic bioavailability）が増大することが知られています（表9）。このとき，同時に血中からの薬の消失率も低下していますので，薬が効きすぎるようになり，効果持続時間も長くなるため，少量の薬が強い効果をあげることになります。

オピオイド鎮痛薬の代謝産物の多くが腎から排泄されます。腎機能障害があると，代謝産物が蓄積します。この点を，モルヒネ投与時には，とくに注意しなければなりません。肝で代謝されたモルヒネの代謝産物モルヒネ-6-グルクロナイド（M-6-G）は薬理作用を持っており，その血中半減期は2.5～7.5時間と個人差がありますが，中枢作用として鎮静作用と呼吸抑制作用があるため，モルヒネ投与を続けると，これらの作用が現れることがあります。注意しながら投与しますが，この副作用が現れたときにはモルヒネを減量するか，オキシコドン製剤やフェンタニル製剤に切り替えるのがよいでしょう。

肝臓や腎臓の機能が低下していると，血中アルブミン値が低下します。このためタンパクとの結合率が高い薬剤では，薬の効果が強く現れる可能性があります。がんによる栄養障害のある患者さんでのオピオイド鎮痛薬の影響について，直接的な情報はほとんどありません。モルヒネやオキシコドンはタンパクとの結合率が低く，栄養障害の影響は問題とはなりません。フェンタニルはタンパクとの結合率が比較的高く，血中アルブミン濃度の低下によって遊離型フェンタニル濃度が高くなり，副作用が現れるリスクが高くなり

表9　オピオイド鎮痛薬の薬物動態の病態による変化（文献19より改変引用）

病態	オピオイド鎮痛薬	変化の内容
肝硬変	オキシコドン フェンタニル	bioavailability*の上昇 クリアランスの低下
腎不全	ジヒドロコデイン	クリアランスの低下
	モルヒネ	M-6-G（薬理作用のある中間代謝産物）の増加

*経口投与した薬が全身循環に達する割合

ます。脱水が著しくなると，肝血流の低下によりいずれのオピオイド鎮痛薬も濃度が高くなり，副作用の出現リスクが高くなると考えられます。しかし，栄養障害はオピオイド鎮痛薬の禁忌ではありません。

　また，多くの薬が導入されている現在では薬物相互作用についても注意を払うべきで，薬剤師の活躍の場が広がっています。本書では薬物相互作用について詳述しませんが，『トワイクロス先生のがん緩和ケア処方薬』[21]を参照してください。

　新生児ではモルヒネの血中半減期が長いことが知られていますが，月齢1カ月以上の幼児では，モルヒネの代謝速度は成人と同じであることも，成人よりも早いこともあります[17]。

　モルヒネは，1804年にアヘンから抽出された古典的オピオイド鎮痛薬で，すぐれた鎮痛薬，鎮咳薬，鎮静薬，止瀉薬として200年以上にわたり広く使われ，患者さんのさまざまな状態に対応できる剤形が開発されてきました。モルヒネよりもすぐれたオピオイド鎮痛薬や，モルヒネよりも副作用の少ないオピオイド鎮痛薬を目指して，天然素材あるいは合成のオピオイド鎮痛薬が開発され，それらほぼすべての薬の使用法はモルヒネの使用法に類似しますが，それぞれに一長一短があります。モルヒネは約200年にわたり，最も深く研究され，最も広く使用されてきており，基礎研究においても臨床研究においても，オピオイド鎮痛薬の基準薬の役割を果たしており，オキシコドン，ブプレノルフィン，メサドン，フェンタニルなどが開発された現在でもモルヒネ製剤の役割は重要です。

　WHO方式がん疼痛治療法の鎮痛薬リストには含まれていないペンタゾシンは，鎮痛効力がさほど大きくなく，効果持続時間が短く，効果を持続させるには2〜3時間ごと投与が必要なこと，長期反復投与には副作用があることなどから，がん患者さんの持続性の痛みへの投与には適していないので，WHOはがんの痛み治療における使用を推奨していません。

　モルヒネやオキシコドンの徐放製剤は，12時間ごとまたは24時間ごと投与で鎮痛作用が維持される製剤であり，患者さんの生活上の便宜に寄与して

きました．しかし，徐放製剤は投与から効果が発現するまでの時間が速放製剤よりも長いため，増減調整を能率良く行い難いことから，モルヒネやオキシコドンの投与開始には速放製剤を用い，速放製剤の4時間ごと投与によって増減調整を能率良く行うべきです．

　モルヒネの12時間ごと投与の徐放錠(MSコンチン®錠)が発売された頃，欧米の一部の患者さんでは8時間ごとの投与の方が効果に切れ目がないとの意見があり，これはおそらく1回分の投与量不足による現象であろうと推定されました．しかし，MSコンチン®錠のアメリカの製造元会社は徐放機構改良研究を進め，新開発した徐放機構をオキシコドン徐放錠（オキシコンチン®）に活用し，好評を得ました．その結果，21世紀になると，世界全体におけるオキシコドンの医療目的の年間消費量が，モルヒネを追い抜いて第1位になりました．一方，アメリカでオキシコドン徐放錠の乱用（不正使用）が指摘され，乱用防止のため，粉砕や溶解ができない徐放錠（オキシコンチン®・ネオ錠）や，副作用（便秘）防止薬を配合した徐放錠（ターギン®）の開発が進められています．

　WHO方式がん疼痛治療法の策定過程では，世界全体のがん患者さんにおける痛みへのモルヒネ供給が可能か否かを，国際製薬業団体連合会に問い合わせました．国際製薬業団体連合会は，供給が途切れないだけの生産力があると回答しました．それもあり，古典的代表薬であるモルヒネに大きな光があたるようになりました．

　多くのオピオイド鎮痛薬が海外では長年使用されており，本邦への導入が最近になってのことであるにもかかわらず，一部には，新薬の開発だと誤解している医師がいるようです．

VII オピオイド鎮痛薬の使用法

　発展途上国の多くにおいて，政府による厳しすぎる規制のため，医療においてもモルヒネが使えないという現実を反映し，どの国にもあったペチジンが基本薬リスト（表7）に残りました。その後，WHOの勧告を受け入れてモルヒネのがんの痛み治療での使用を認可した国が増えたので，ペチジンはやがて，がんの痛み治療のガイドラインから姿を消すでしょう。

　WHO方式がん疼痛治療法が1996年に改訂された当時の本邦では未導入で，その後になって導入された薬が多いですが，『がんの痛みからの解放－WHO方式がん疼痛治療法 第2版』[2)]に示された順に解説します。

コデイン

　コデインは，がんの痛みに使うときには，4時間ごとに30〜120 mg／回の範囲で経口投与します。この量よりも多くなると，得られる鎮痛効果に比べて副作用が多くなります。コデインの主な副作用は便秘です。コデインは服薬後に代謝されてモルヒネとなって作用する薬，つまりプロドラッグです。コデインの代謝過程には個人差があり（日本人には少ないのですが），したがって患者さんによって効果に差があり得ます。WHOによる小児の持続性の痛みの鎮痛薬による治療ガイドライン（2013年）では，小児の持続性の痛みに第二段階のオピオイド鎮痛薬を省いた「二段階除痛ラダー」を推奨しており[17)]，除痛ラダーの第二段階の薬を省いた「二段階除痛ラダー」を，がん疼痛治療のガイドラインとして推奨している国もあります。コデインの代替薬であるジヒドロコデインは，痛み治療には足りない量が市販の鎮咳薬に含まれていますが，この市販薬ではがんの痛みは十分に鎮痛されません。

デキストロプロポキシフェン

　この薬は日本では導入されておらず，導入計画もなく，海外でもあまり使われなくなっているようですので，説明を省きます。

アヘン末

アヘン末は実質的には希釈されたモルヒネで，およそ 10％のモルヒネを含んでいます。国によっては，アヘン末とアスピリンの配合剤が使用できます。本邦では，肛門付近の手術後の排便を止めるためにアヘンチンキが使用されていましたが，アヘンチンキが鎮痛目的で使われることはあまりなかったようです。

トラマドール

トラマドールは中枢作用の合成鎮痛薬で，コデインとともに，弱い痛みから中くらいの痛み治療用のオピオイド鎮痛薬に分類されています。日本での発売初期の承認適応は「各種がんに侵されている患者さんの弱い痛みから中くらいの痛み」で，非オピオイド鎮痛薬が効果不十分ながんの痛みを対象に発売されましたが，今では非がん疼痛も適応対象になっている製剤があります。

トラマドールは，オピオイド鎮痛薬の特性と非オピオイド鎮痛薬の特性の双方を持っています。経口投与すると消化管で吸収され，全身循環系に達する割合は 70％です。トラマドールはコデインの 2 倍，モルヒネのほぼ 10 分の 1 の効力を持つと考えられています。トラマドールの代謝物には薬理作用があり，この代謝産物はトラマドールの 2〜4 倍の効力を持ち，その血中半減期は約 6 時間です。よく使われる 50〜100 mg／回を 6 時間ごとに経口投与したとき，トラマドールによる悪心・嘔吐，便秘，呼吸抑制の発生頻度は，同効量の他のオピオイド鎮痛薬によるよりも少ないとされていますが，少量投与でも便秘となる患者さんがいます。依存性が弱いことから，トラマドールは麻薬には指定されていません。小児の痛みに対する使用の検討が不十分なため，WHO は小児の痛みへの使用を回避するよう勧告しています[17]。トラマドールには注射剤があります。

モルヒネ

イギリスでは，19 世紀末に経口のモルヒネ（水溶液）による術後痛対策が良好との報告があり，この報告を引用して，ブロンプトン病院で開胸術後の痛みに応用して良好な成績を得たことから，ブロンプトン・カクテルの名称

でイギリスの公式処方となりました．この処方に少量のコカインが含まれていることに疑問を持ったトワイクロス博士による比較研究の結果，コカインの添加は副作用が多くなるだけと判明し，モルヒネの単純な水様液（防腐目的のアルコールは添加）が使用されるようになりました．

現在，モルヒネは次のような剤形で投与できます．

❶塩酸モルヒネは水溶液，末ないし散剤，速放錠として 4 時間ごとに経口投与します．院内調剤の水溶液製剤には防腐薬（アルコールなど）の追加が必要です．

❷塩酸モルヒネ 10 mg 速放錠，スティック入り塩酸モルヒネ水溶液（オプソ®）などの速放製剤がありますが，院内製剤に比べると高価です．今ではモルヒネ徐放製剤も使用できます．

❸12 時間ごとの投与間隔で投与する硫酸モルヒネ徐放錠（MS コンチン® 錠 10 mg，30 mg，60 mg）の本邦への導入を追うように，24 時間ごと内服の硫酸モルヒネ徐放製剤が複数導入され，塩酸モルヒネの徐放製剤，カプセル，あるいは徐放粒剤も導入され，患者さんの状況に合わせて選択の幅が広がりました．

❹フェンタニル貼付剤は，用量調整が能率的にはできない製剤なので，レスキュー・ドース（臨時追加投与量）の回数が多くなります．患者さん自身によるレスキュー・ドースの自主管理の記録を読むだけではなく，痛みの実際について患者さんと直接話し合う機会がないと，定時投与量が不十分になりかねません．効率の良い鎮痛薬投与が適切な十分量の定時投与で行われれば，レスキュー・ドースの必要度が少なくなると考えられます．

❺投与を始めたら，遅くとも投与開始の翌日には患者さんに鎮痛効果を聞き，投与量の増減を考えましょう．患者さんが痛みを訴えるつどレスキュー・ドースを投与する方式はできるだけ避けるよう，適切な定時薬の投与量を求めるべきです．また，モルヒネなどのオピオイド鎮痛薬投与の可否はもっぱら痛みの強さによって決めるのであって，患者さんの生命予後の長短によって決めるのではありません．痛みが消失した投与量が確認できてから徐放製剤に切り替えると，患者さんの生活上の便宜が図れます．このときには，薬価の差があることを患者さんに伝えておくことも重要です．自己負担の増大に耐えがたい患者さんがいるからです．

しかし，適切な反復投与を行っている最中に突出痛が起こることがあり，

突出痛には，直ちにモルヒネ速放製剤1日分の6分の1量（徐放製剤投与中なら1日投与分の4分の1ないし6分の1量）の速放製剤をレスキュー・ドースとして投与し，必要なら，さらに30〜60分後に同量を追加投与します。レスキュー・ドースの回数も勘案し，モルヒネの定時投与量の増減調整を行って反復投与を続けます。一方，突出痛の強さが患者さんによって異なるので，レスキュー・ドース量が定時投与量と相関しないことがあり，レスキュー・ドースを増量したり，減量する必要があります。

❻モルヒネの投与を開始するには，速放製剤10 mg／回（液剤，末，錠のいずれか）を用い，超高齢者あるいは衰弱している患者さんでは，5 mg／回ないしそれ以下にするとよいとされています。他のオピオイド鎮痛薬からモルヒネに切り替えるときには，投与してきたオピオイド鎮痛薬との効力比によって求めた同効量ないしそれよりも少し少ない量に切り替え，新たなオピオイド鎮痛薬の増減調整を行うべきです。

❼速放製剤で投与を開始したら，1日の投与スケジュールは，起床時，午前10時，午後2時，午後6時に10 mgを，就寝時または午後10時には2回分の20 mg（高齢者や衰弱の強い患者さんでは，いずれも50%量とする）を投与し，深夜投与を省きます。就寝時の2倍投与で少し眠くなることはあるでしょうが，それ以外に問題は起こらないのが通常です。モルヒネ投与開始とともに制吐薬と緩下薬の併用を開始します。

❽緩下薬は，便通が普段の状態となるような量に調整し，オピオイド鎮痛薬の投与中は継続投与します。制吐薬は，2週間にわたって悪心・嘔吐がなければ中止を考慮します。このような併用開始法が，すべてのオピオイド鎮痛薬の経口投与開始法の基準となっています。

❾モルヒネの投与開始の翌日には除痛効果を判定し，痛みが残っていたら50〜100%の増量を行います。投与開始量で痛みが消えて，眠気が強いようなら（高齢者や全身衰弱の強い患者さんに多い），モルヒネ量を半減します。眠気が「うたた寝」程度であって，痛みが消えているなら，そのままの投与量を続けると2〜3日で眠気は解消します。この場合の「うたた寝」は，痛み治療前の痛みによる不眠の影響でもあり，その場合にはモルヒネの減量を考慮しなくてもよいようです。

❿モルヒネ増量の順序を，1回量として（5 mg →）10 mg → 15／20 mg → 30 mg → 40 mg → 60 mgと順序良く増量していきます。モルヒネに

は有効限界（天井効果）がないのに，自主規制で投与量に上限を定めている医療機関があるようですが，医療で必要な投与量や投与回数についての法的規制はなく，患者さんの痛みよりも病院管理上の制限を優先させるような院内ルールを設けるべきではありません。もっぱら医療上の決定に従うようにと国際的にも考えられています。

❶❶効果の程度によって，とくに入院中の患者さんでは毎日のように増量していきますが，看護師と薬剤師が治療法の基本方針を理解していれば，スムースに行えます。また，増量順序を病院内で統一しておくと，増量が遅れることが少なくなります。定時投与量の漸増法が面倒であると考え，レスキュー・ドースの回数増のみで対処することは，治療成果の低下につながります。レスキュー・ドースの使用が少なくてすむ定時投与量による治療が患者さんに歓迎されます。投与開始直後は，処方せんに書いた量よりも多い量あるいは少ない量を投与することがあります。これは，患者さんの痛みに速やかに，かつ安全に対応するための対応策ですが，投与量を改めてカルテに記載しておくべきです。

❶❷通院での痛み治療を希望する患者さんの場合，速やかに除痛達成を目指すべきです。次の方法を国の内外の専門家が行っています。参考にしてください。

1) 在宅療養中の成人進行がん患者さんのオピオイド鎮痛薬の適正な処方量の迅速決定法：

　　痛みを主訴としたがん患者さんが，在宅療養を続けたいと希望しつつ外来受診した場合，まず詳しく問診し，がん病変の状況やその治療内容などの情報を集め，手早く理学的診察を行って痛みを診断（アセスメント）し，治療法をわかりやすく説明します。直ちに塩酸モルヒネ10 mg 速放錠 3 錠（または塩酸モルヒネ散 10 mg 3 包）を処方し，院内薬局から取り寄せ，その場で患者さんに 1 錠（10 mg）を服用してもらい，患者さんに「診察室前の椅子で 30 分お待ちください」と指示します。そして 30 分後に患者さんに除痛状態を聞きます。「痛みは半分くらいに弱まりました」という答えであれば，もう 1 錠（10 mg）を直ちに服用してもらい，再び 30 分後に痛みの状態を質問します。痛みが非常に軽くなっているなら，外来診察室でのモルヒネ内服で痛みが取れることを患者さんに体験してもらったことになり，在宅療養を続

けることができるのです。

　「痛みが消えるのに必要な量がおおむねわかりました。これに基づいて新たに1週間分の速放製剤を処方しますので，指示通りの時間に1日5回必ず服用してください」と服薬時間を説明し，就寝前の服用量が多いこともわかりやすく説明します。

　「お帰りになって指示された時刻に必ず服用し，7日後に再び来院してください。そのときには薬の量を再調整し，常に痛みがない毎日にします。今日処方した薬はモルヒネ速放製剤です。痛みがなくなりますが，便秘を起こすため，便通を促す薬も処方しましたから，忘れずに服用してください。患者さんによっては吐き気を感じることがありますので，吐き気止めの薬も処方しました。次回来院までに心配があれば，私に電話してください。もし私が不在なら看護師Aに話してください。Aが私に必ず連絡してくれます」とも伝えます。さらに自宅での服用法を説明します。

　モルヒネ速放製剤10 mgの1回の内服で痛みが非常に軽くなったら，1日分の塩酸モルヒネ量は60 mgです。2回の内服（計20 mg）で痛みが非常に軽くなったら，1日分の塩酸モルヒネ量は120 mgで，起床時，午前10時，午後2時，午後6時にはそれぞれ10 mgまたは20 mgを，午後10時には20 mgまたは40 mg（就寝時には2回分）の服用として7日分を処方します。加えて塩酸モルヒネ速放錠10 mg 7回分をレスキュー・ドースとして処方し，万一，定時服用時刻以外のときに痛みが強くなったらレスキュー・ドース1回分を随時服用するよう指示します。センノシド（プルゼニド®）2錠 就寝時に2錠服用（便秘防止のため），プロクロルペラジン3錠／日（毎食後）も処方し，2週にわたり悪心・嘔吐がなければ制吐薬を中止します。

　このように痛み治療を始めた場合，痛みが消えたか非常に軽くなっていて，その後の鎮痛薬の調整で痛みがない状態を維持できるようになります。この方法は，オキシコドンの速放製剤5 mgないし10 mgスティックを用いた場合にも応用できます。

2) 遠路通院中のがん患者さんのオピオイド鎮痛薬の適正な投与量の迅速決定法：

オックスフォード大学のトワイクロス教授は，インドのケララ州へ WHO コンサルタントとしてがん疼痛治療の指導に派遣された際，遠路から痛みを訴えてきたがん患者さんが大勢来院し，モルヒネの適正量（痛みが消える量）を迅速に決める必要がありました．それには次のような方法を工夫したそうです[8]。

その内容は，

①問診

②理学的診察

③メトクロプラミド静脈内注射（制吐目的：メトクロプラミド以外はない地方であったようです）

④オピオイド鎮痛薬が適応ならモルヒネ注射液 20 mg を希釈して 10 mL とし，注射器に入れて静脈穿刺して翼状針に注射器をつなぎ，モルヒネ 1 mg ないし 1.5 mg を 10 分ごとに注入していき，痛みが消えるまでこれを繰り返します（本邦で行いやすいよう原文の一部を修正してあります）。

⑤結果として，痛みが消えるのに必要であったモルヒネ量は，1.5〜4.5 mg が 40%，6〜9 mg が 40%，10〜15 mg が 15%，15 mg 以上が 3%

⑥これに基づいた換算によって経口モルヒネ量を算出し，5 の倍数の mg 数による経口モルヒネ 4 時間ごとの経口投与を自宅で行うよう指示します。

⑦結果として，完全除痛率 80%，無効 1%，脱落 2%（遠路からの受診で未追跡例があった）

⑧副作用：鎮静（薬による眠気）32%，その他 3% と良好な成績を得ています。

一部の先進国でも，強度の痛みを訴える緊急事態には，このような試みが行われています。

注意：病的骨折の際の強い急性がん疼痛（acute cancer pain）などには，多少の呼吸抑制があるかもしれないと予期し，鎮痛効果を見ながらモルヒネを静脈内に断続的に

注入します。急速なモルヒネの注射投与には呼吸抑制を生じる可能性があるため，このような場合に備えて，あらかじめナロキソンも用意しておきます。経験を積んだ同僚医師の協力を求めて行うべき方法と心得ていてください。

モルヒネ以外のオピオイド鎮痛薬

中くらいから強い痛みのためにオピオイド鎮痛薬を必要としている大多数の患者さんにとって，モルヒネは効率が良く，受け入れやすく，第一に選択すべき薬です。これを補完できるのは，今のところオキシコドンです。しかし，これらの投与に耐えられない患者さんの場合（たとえば，モルヒネに忍容性がない患者さん）には，次に述べるいくつかのオピオイド鎮痛薬を試みるべきです。中には，WHO方式がん疼痛治療法の基本薬リスト作成以後に日本に導入されたオピオイド鎮痛薬もあります。

オキシコドン

オキシコドンは，1906年にアヘンアルカロイドのテバインから誘導されて作られた天然素材のオピオイド鎮痛薬です。オキシコドンは静脈内投与した場合には，経口モルヒネの4分の3程度の鎮痛効果となると考えられています。一方，経口投与したときに全身循環系に達する割合がモルヒネよりも高く（50～70％），このためモルヒネと同量の経口オキシコドンは，経口モルヒネより大きな鎮痛効力を発揮します。経口投与したときの日本での公式な効力比は，モルヒネ1に対してオキシコドンは1.5です。オキシコドンの経口投与量は，モルヒネのmg数の3分の2となるわけです。

オキシコドンの効果持続時間は3～5時間と言われていますが，速放製剤オキノーム®の用法では6時間ごと投与とされています。ペクチン酸塩としてのオキシコドンは，直腸内投与が可能であり（本邦未導入），経口投与よりも少し効果持続時間が長いとされています。オキシコドンの副作用はモルヒネとほぼ同じです。

1906年にオキシコドンが開発されると，アメリカなどでオキシコドンにアセトアミノフェンなどを配合した製剤が発売され，市民に馴染みの鎮痛薬としてよく使われ，とくに抜歯後の鎮痛薬として使われたことから，麻薬と

のイメージが市民の間で薄まりました。1963 年に Stathers が，オキシコドン坐剤の反復投与によるがんの痛みへの効果がモルヒネよりも大きく副作用が少ないと報告したことから，アメリカの 3 社から，成分がオキシコドンのみの速放製剤が発売されました。

　1996 年，アメリカの Purdue Pharma 社の Kaiko 博士が新しい徐放機構を創作し，同社はこれを用いてオキシコドン徐放錠（オキシコンチン®，12 時間ごと服用）を発売しました。日本には 2003 年に導入され他の国と同様に歓迎されましたが，他方，アメリカではオキシコドン徐放錠を粉砕して乱用する事件が起こり，その対策として，服用前には粉砕も溶解もできない徐放錠（オキシコンチン®・ネオ錠という製剤）が工夫され，本邦への導入を準備中です。

　日本では，徐放錠の導入に遅れて速放製剤（散剤）2.5 mg，5 mg，10 mg 入りスティック，さらにオキシコドン注射剤が導入されました。オキシコドンの徐放錠は，そのすぐれた徐放機構のため，処方する医師がとくにアメリカで増え，21 世紀になるとその処方が各国で増えました。オキシコドン徐放カプセルも使用できるようになっており，国連の統計によると現在，WHO の「三段階除痛ラダー」第三段階のオピオイド鎮痛薬の中で，世界での医療用目的の消費量が最も多いオピオイド鎮痛薬になっています。オキシコドンの主な副作用は，便秘（モルヒネ同様に強い），悪心・嘔吐（モルヒネよりも弱い）で，それらの予防策（緩下薬，制吐薬）を経口モルヒネ投与の場合と同じように併用すべきです。薬理作用を持つ中間代謝産物（オキシモルフォン）がわずかしか産生されませんので，腎障害などがあってもオキシモルフォンの蓄積が問題化しにくいという利点があります。

　経口オキシコドンの投与開始量は速放製剤の 2.5 mg ないし 5 mg ／回の 4〜6 時間ごとで，増減調整によって痛みが消える至適量に達したら，徐放錠オキシコンチン®の 12 時間ごと投与に切り替えて患者さんの便宜を図ります。少量の開始量では便秘以外の副作用の発生頻度はモルヒネよりも少ないため，モルヒネよりも使いやすいと感じている医師が多いようです。先に述べた，服用前には粉砕も溶解もできない徐放錠（オキシコンチン®・ネオ錠）に加えて，副作用（便秘）防止薬を配合した徐放錠（ターギン®）も導入

準備中です。

　本邦では，徐放錠の発売が速放製剤の発売に先行したことや，オキシコドン徐放錠の服用から効果発現までの時間（lag time）がモルヒネ徐放製剤よりも短いこともあり，オキシコドン徐放錠で投与開始することが多いようですが，建前としては，投与開始は速放製剤で行い，少しでも早く痛みを取り除くべきでしょう。

　オキシコンチン®錠服用中の患者さんの便の中に"ゴーストピル（錠剤の抜け殻）"がみられることがあります。このゴーストピルは，すべての効果成分が吸収された後の抜け殻ですので，吸収されていないのではないかと心配する患者さんがないよう，服用開始時に説明しておきましょう。

　オキシコンチン®錠の経口投与の場合も，突出痛には，モルヒネの項で示したのと同じように，オキシコドンの速放製剤をレスキュー・ドース（臨時追加投与量）として投与します。
　オキシコドンの経口投与を注射投与に変更する場合には，経口オキシコドン製剤1日投与量（mg）の0.75倍量を1日分の注射量の目安とすることが望ましいとされていますが，投与経路や製剤を変更したときには，効果を見ながら，投与量の調整が必要となります。

メサドン（本邦に錠剤メサペイン®が導入されましたが，その処方には一定の制約があります）
　メサドンは1937年に開発された合成オピオイド鎮痛薬で，日本には2013年に，「モルヒネなどの他のオピオイド鎮痛薬が効きにくいがんの痛みに対してのみの使用」との狭い適応で，速放製剤（メサペイン®）が導入されました。メサドンの薬理作用は，おおむねモルヒネと同じですが，メサドンの代謝には個人差が大きく，他のオピオイド鎮痛薬との効力比も一定ではなく，使用方法が複雑なため，「オピオイド鎮痛薬の使用に精通し，e-learningを受け，かつメサドンの処方に精通していると認定された医師のみがメサドンを処方でき，そのような医師が処方した処方せんであると確認できてから，薬剤師は調剤を開始してよい」との制約があります。

本邦には注射剤が導入されていません。メサドンは血中半減期の長い薬で，8〜80時間と大きな幅があり，多くの国では8時間ごとに経口投与するよう指示されていますが，とくに高齢者で蓄積しやすく，眠気，呼吸抑制は一定の投与量を続けた数日後であっても起こり得ます。このため，増量は7日間は行わないよう指示されています。

　イギリスの成書[21]は基本的に，既に投与しているモルヒネのmg数の5分の1から10分の1ないしそれ以下のメサドン量に切り替え，必要に応じて週に一度の割合で投与量を調整するよう指示しています。

　メサドンは，投与開始から血中濃度が安定するまでには7〜14日間かかります。このことを考慮し，起こりうる蓄積による問題，とくに重篤な呼吸抑制に注意し，状況に応じての減量が必要です。蓄積は，とくに全身衰弱の強い患者さんや高齢の患者さんに起こりやすいことに留意してください。鎮痛有効域はモルヒネとほぼ同じであり，鎮痛効果持続時間は6〜12時間ですが，メサドンを投与するときには，モルヒネ投与時よりも患者さんの観察に注意が必要です。

　メサドンにはモルヒネ同様の副作用の他に，心電図上でのQTの延長という変化や，トルサード・ド・ポアンツ症候群（心室頻脈）などの重大な副作用があり得ますので，他のオピオイド鎮痛薬とは異なる綿密な観察が必要です。メサドンに対する患者さんの反応が把握されていない初回投与後には，とくに注意します。

　メサドンは薬物相互作用を生じる可能性が高い薬であり，たとえば，マクロライド系の抗生物質はメサドンの代謝を抑制するため血中濃度が上昇し，副作用の発現リスクが高くなる可能性があり，抗結核性抗生物質リファンピシンはメサドンの代謝を促進し，ときには退薬症状を引き起こすことがあります。メサドンから他のオピオイド鎮痛薬への切り替えは，いっそう困難を伴うとされていますので，このことを念頭に置いてメサドンへの切り替えを行うべきでしょう。

ヒドロモルホン（本邦では導入準備中）

　経口投与した場合，ヒドロモルホンはモルヒネの約8倍の効力があります

が，注射の場合には約 6 倍の効力となります。効果持続時間は 3～4 時間で，経口投与での標準開始量は 1～2 mg／回，皮下注射では 1 mg／回です。ヒドロモルホンを経口投与から注射に切り替える場合，経口投与量の 3 分の 1 から 2 分の 1 の mg 数とします。ヒドロモルホンは水への溶解度が大きいので，持続皮下注入や持続静脈内注入を受けている患者さんにとって，注入器へ注入するための来院の間隔が長くなるという利点があります。

レボルファノール

　レボルファノールは，モルヒネの 5 倍の鎮痛効力があり，効果持続時間は約 5 時間です。メサドンと同様に蓄積する傾向があり，反復投与により鎮静を生じることがあります。標準経口投与開始量は 2 mg／回の 1 日 4 回で，注射には経口投与量の半分の mg 数で用います。30 年ほど前の日本の製剤集にはレボルファノールが掲載されていますが，現在は掲載されておらず，今は入手できません。

ペチジン

　ペチジンについては既に述べたように，合成オピオイド鎮痛薬で，その薬理作用はモルヒネとほぼ同じですが，がん患者さんの痛みの治療には推奨されません。とくに，次のような患者さんにもペチジンを投与してはいけません。
- 腎機能障害のある患者さん：代謝産物の蓄積によってけいれんなど中枢神経系の副作用の危険が増大します。
- モノアミン酸化酵素阻害薬を使用中の患者さん：高血圧発作ないし低血圧発作の危険が増大します。

ブプレノルフィン

　ブプレノルフィンは，イギリスで開発された部分的アゴニストで，麻薬には指定されていないオピオイド鎮痛薬（向精神薬第 2 種）です。モルヒネと同じような作用を持ち，日本には坐剤と注射薬，貼付剤があり，坐剤は 1 日量として 3～5 mg が有効限界（天井効果：ceiling effect）で，モルヒネの完全な代替役は果たせません。貼付剤（ノルスパン® テープ）には，がんの痛みへの適応承認がありません。一定の e-learning を受け，合格した医師のみが変形性関節症や腰痛症の痛みに用いるとの制約があります。

モルヒネとブプレノルフィンを同時に投与すべきではありません。多量のモルヒネとブプレノルフィンを併用すると，鎮痛効果が低下してしまいます。オピオイド受容体に結合しているアゴニスト（モルヒネ）が部分的アゴニスト（ブプレノルフィン）に置き換えてしまうためです。ブプレノルフィンの方がモルヒネより受容体との親和性が大きいが，受容体への作動力はモルヒネよりも小さいからです。

　ブプレノルフィンは，直腸内投与後 30 分で鎮痛効果が現れ始め，最大効果は 3 時間後に得られ，8 時間ごとに投与する製剤です。効果持続時間は 6〜9 時間で，8 時間ごとの投与で鎮痛効果が維持されます。舌下錠または注射剤が使用できる国が多いですが，日本では坐剤と注射剤，貼付剤が認可されています。ブプレノルフィンを経口投与すると，肝臓を通過する際に大部分が分解されるため鎮痛効果が大幅に減弱してしまい，経口投与には適さないのです。

　ブプレノルフィンが効果をあげなくなった患者さんでは，経口モルヒネないし経口オキシコドンに切り替えます。この場合の経口モルヒネの初回投与量は，直前のブプレノルフィン 1 日量の 100 倍の mg 数とすべきです。ブプレノルフィンにも，モルヒネやオキシコドンと同じような副作用があり，その予防策が必要です。

フェンタニル

　フェンタニルについては，75 頁〜「経皮投与」で説明します。

タペンタドール

　ドイツで開発されたオピオイド鎮痛薬で，日本には 2014 年に，1 日 2 回の内服ですむ徐放製剤が導入されました。現段階では採用施設や使用経験のある医師も少なく，今後の情報が待たれます。薬剤相互作用を受けにくいという特性のほか，侵害受容性の痛みにも神経障害性の痛みにも効果があるとされています。代謝産物に薬理学活性がなく，副作用である便秘や悪心・嘔吐の発生が少ないとされていますが，副作用対策が不要ということはなく，とくに投与開始後には十分な観察の必要があります。

VIII オピオイド鎮痛薬の投与開始量

　中くらいから強い痛みにオピオイド鎮痛薬を使う場合の初回量は，既往の鎮痛薬処方の内容によって左右されます。多くの場合，5〜10 mg／回の4時間ごとの経口モルヒネ（速放製剤）を開始するとよいでしょう。表10を参照してください。

　投与開始量によって患者さんの痛みは消失したが，非常に眠いときには，2回目の投与量を50％減とします。投与開始量を使い初めて24時間後になっても痛みが残っているときには，通常は50％増としますが，それまでの間にレスキュー・ドース（臨時追加投与量）を必要とした回数を指標とすると，50％以上の増量が必要なこともあります。鎮痛効果の判定は，オピオイド鎮痛薬の初回投与開始から24時間後までに行わなければなりません。突出痛に備えてレスキュー・ドースの用意が必要です。投与開始から24時間後と72時間後には，可能な限り，処方した医師が痛みの再評価を行いましょう。最近になって導入されたオピオイド鎮痛薬の開始にあたっては，それぞれの添付文書を必ず参照する注意が不可欠です。

表10　中くらいから強い痛みに用いる主なオピオイド鎮痛薬の標準投与開始量

オピオイド	標準投与開始量
モルヒネ	5〜10 mg／回（1日30〜60 mg）
オキシコドン	2.5〜5 mg／回（1日15〜30 mg）
メサドン**	先行オピオイド鎮痛薬の投与量に左右される
タペンタドール	25 mg（1日2回，50 mg／日）
ヒドロモルホン*	1〜2 mg／回
フェンタニル貼付剤**	先行オピオイド鎮痛薬の投与量に左右される

*日本への導入準備中
**最初のオピオイド鎮痛薬としての使用は認められていません
注：上記の投与量は，WHOが示した開始量に基づき，体重50 kgの日本人患者を想定して著者が変更しています。高齢者や全身衰弱の強い患者さんでは，初回投与量は上記の最少値とするとよいでしょう。モルヒネ5 mgには，塩酸モルヒネ散またはオプソ®を用いるとよいでしょう。

深夜の痛みへの対応

　モルヒネなどの速放製剤投与の場合，夜間も投与を行うべきですが，就寝時（午後10時）に2回分を投与すると，多くの患者さんで翌朝まで鎮痛が維持され，深夜投与を省くことができます。オキシコドンの速放製剤の場合にも，必要なときには応用すべき方法です。モルヒネ徐放製剤，メサドン，ブプレノルフィンのような長時間作用の薬を用いる際には，就寝時の増量は不要で，服用時刻が深夜にならないように設定しましょう。

IX オピオイド鎮痛薬の副作用 (表11)

便秘

　最も頻度の多い副作用です。モルヒネやアヘンなどの少量投与は，止瀉目的としても古くから使われてきた薬であることを患者さんに説明し，緩下薬を用いて便秘を防止します。薬により発生頻度に差がありますが，どのオピオイド鎮痛薬にも副作用として便秘，悪心・嘔吐があり得ますので，緩下薬や制吐薬の併用が必要になります。それらの投与については，83頁〜「鎮痛薬治療を補助する薬」を参照してください。

悪心・嘔吐

　悪心・嘔吐の防止策については，83頁〜「制吐薬」を参照してください。

眠気

　眠気は，オピオイド鎮痛薬投与の初期に起こるので，あらかじめ患者さんに説明しておきましょう。眠気は，オピオイド鎮痛薬を増量せずに続けていると，3〜5日後には消失します。モルヒネによる眠気が改善しない場合には，他のオピオイド鎮痛薬（とくにオキシコドン，タペンタドール，フェンタニルなど）などへの変更（オピオイド・スウィッチング）を考慮します。

せん妄（混乱，錯乱）

　せん妄（混乱，錯乱）は高齢の患者さんによく起こる副作用ですが，オピオイド鎮痛薬を同じように投与していると，3〜5日後には消失します。しかし，せん妄が強く起こったときには，オピオイド鎮痛薬をまず減量します。その後の増量は，ゆっくり行う必要があります。

　少数の患者さんでは，せん妄が長期化することがあります。死の直前の場合を除くと，この原因はオピオイド鎮痛薬と併用した向精神薬（抗不安薬，抗精神病薬）であることが多いのです。向精神薬を減量するか，モルヒネを

オキシコドンなどに切り替えます。このような対策によっても改善せず，痛みの緩和も不十分なときには，モルヒネの硬膜外または髄腔内投与など，専門的な方法についてペインクリニックの専門医に相談するとよいでしょう。

呼吸抑制

痛み自体がオピオイド鎮痛薬の中枢作用に対して拮抗するため，がんの痛みのオピオイド治療では，臨床的に問題とすべき呼吸抑制が発生することが稀です。しかし，鎮痛に適切な投与量によって鎮静が起きてしまう患者さんには，呼吸抑制も起こる危険があります。また，呼吸抑制は投与初期の増量調整中や代謝異常がある患者さんに発生しやすいとも言われています。

呼吸抑制は，オピオイド拮抗薬ナロキソンを静脈内注射すると，直ちに回復します。ナロキソンの投与量が添付文書に記されている常用量では，鎮痛作用も完全に拮抗してしまいます。また，不快な退薬症状（離脱症状）も引き起こされるでしょう。長期間のオピオイド鎮痛薬投与を受けていた患者さんに呼吸抑制が生じたときには，一般的な投与量（0.2〜0.4 mg）の10分の1量を投与し，呼吸を1時間以上維持できるまで投与を繰り返します。血中半減期が長いメサドン，フェンタニル貼付剤（剥離後のフェンタニルの血中濃度の半減期は17時間以上）を使用中の患者さんに起こった呼吸抑制では，さらに長い時間（オピオイド鎮痛薬の半減期が過ぎるまで），ナロキソンの反復投与を続ける必要があり，ブプレノルフィンによる呼吸抑制に対しては，4 mgに及ぶ大量のナロキソンが必要なことがあります。このような場合には，ナロキソン初回投与後も油断なく観察を続け，必要に応じてナロキソンを反復投与します。

稀な副作用

ときに，オピオイド鎮痛薬による精神症状やヒスタミン放出に関連した症状（かゆみ，浮腫による気管支狭窄）が起こる患者さんがいます。このような場合には，他のオピオイド鎮痛薬（表7）に切り替えるほかありません。

表11 オピオイド鎮痛薬の鎮痛作用以外の作用の予防策
各作用の強さはオピオイドごとに，また患者さんごとに差があります．

症状	発生の時期	主な予防策	補助的予防手段	備考
便秘	反復投与時	緩下薬（センナ製剤：排便が通常通りになる量で投与する）	浣腸，坐剤，摘便酸化マグネシウムの内服，繊維成分の多い食事	モルヒネなどの投与の全期間，ほぼすべての患者で必要
悪心・嘔吐	投与初期	制吐薬（プロクロルペラジン，オランザピンなど）．めまいを伴うときには抗ヒスタミン薬	嘔吐があるときには注射とする	約2週間悪心・嘔吐がなければ制吐薬の中止を考慮する
眠気	投与初期	増量せずに投与を継続するうちに，多くは数日で解消．必要ならオピオイドの減量	オピオイドの変更	痛みで不眠があった場合の，睡眠不足解消のためのうたた寝との混同を避ける．薬による眠気は，鎮痛が得られれば数日で解消する
めまい感	投与初期	増量せずに投与を継続	抗ヒスタミン薬トラベルミン	高齢者，全身衰弱のある患者さんでは，数日以内での消失が多い 不安定感のある場合に多い
せん妄	投与初期	増量せずに投与を継続，または抗精神病薬	リスペリドンハロペリドール	改善しない場合はオピオイド以外の原因を検討する
排尿障害（排尿遅延）	投与初期	コリン作動薬（ベタネコール）	導尿	
かゆみ	投与初期	ハッカ清拭	オピオイドの変更少量のナロキソン	
呼吸抑制	投与初期	呼吸の観察気道の確保	ナロキソン*	投与初期にとくに注意する
オピオイド不耐性	投与初期	他のオピオイドへの切り替え		遭遇することは稀

*ナロキソンの血中半減期よりも血中半減期が長いオピオイド鎮痛薬があり，ナロキソンの反復投与が必要な場合があることに留意してください．

X モルヒネおよび他のオピオイド鎮痛薬の非経口的投与経路

　経口投与は，大多数の患者さんで実施可能です。しかし，消化器がん，頭頸部がん，腹膜播種のある患者さん，終末期の患者さんでは嚥下が困難になるので，非経口投与とする必要があります。

直腸内投与

　モルヒネやオキシコドンは直腸内投与ができ，経口投与とほぼ同様か，やや大きな鎮痛効力があります（オキシコドンの坐剤は本邦未導入）。しかし，直腸内投与は，免疫力が低下あるいは好中球が減少している患者さんでは用いてはなりません。小さな損傷であっても，肛門周囲の蜂窩織炎を起こすことがあります。また，直腸内投与は，多くの患者さんは好まない投与法であることに医療側は留意するべきです。また，下痢や失禁のある患者さんへの直腸内投与は，意味のないことです。

　本邦では 10 mg，20 mg，30 mg の塩酸モルヒネ坐剤があり，8 時間ごとに投与されます。直腸内に投与したモルヒネは一部が門脈を経て肝臓を通過し，一部は直腸静脈を経て肝臓での代謝を受けずに利用されています。そのため，鎮痛効果も経口投与と静脈内投与の中間程度と考えられています。

持続皮下注入法

　経口的にも経直腸内にもモルヒネやオキシコドンの投与が行えない患者さんにとって，携帯型の電動式ポンプまたはディスポーザブル注入器（PCA ポンプなど）による持続皮下注入法が望ましい投与法です。自動注入器が使えない場合は，翼状針を留置しておいて，モルヒネ経口投与量の 3 分の 1 量のモルヒネ注射剤を 4 時間ごとに反復注入します。ブプレノルフィン，オキシコドン，フェンタニルも皮下注入できますが，投与量については必ず添付文書を参照してください。PCA ポンプを用いると，レスキュー・ドース（臨時追加投与量）の投与も可能になります。

筋肉内注射

ペチジンの反復投与は，がんの痛みの治療には推奨しませんが，組織刺激性がありますので，注射投与する場合は筋肉内注射とします。

持続静脈内注入法

オピオイド鎮痛薬は，持続静脈内注入と単回注射が可能です。持続静脈内注入法は，持続皮下注入法と同じ要領で実施しますが，1日分の薬液量に制約を受けることがありません。皮下，静脈内，筋肉内のいずれの注射方法においても，それぞれのオピオイド鎮痛薬の投与量（mg数）は同じです。

脊椎硬膜外および髄腔内投与

モルヒネなどの硬膜外投与および髄腔内投与は，薬の副作用が起きることが少ない投与法です。全身投与時よりもかなり少ない量で鎮痛できますので，副作用の出現が少ないのです。全身投与したオピオイド鎮痛薬による副作用が多い患者さんや，全身投与したオピオイド鎮痛薬に対する反応性が少ない痛みを持つ患者さんにとって重要な投与経路です。しかし，この投与経路を使うには，カテーテル挿入に専門的な技術と器具とが必要ですので，どの医師でも行える投与法ではありません。

通常の投与経路によるオピオイド鎮痛薬によって身体的依存を発生している患者さんでは，硬膜外投与や髄腔内投与に切り替えたときに，退薬症状（離脱症状）が現れることがあります。これを防ぐには，それまでの投与経路で使っていた投与量の4分の1量を，これまでの投与経路からも投与し，その後は数日にわたって減量し，退薬症状（離脱症状）の出現を防ぎます。

経皮投与

分配係数からみて脂肪への溶解度が高く，分子量が比較的小さく，それに十分な鎮痛効力を持っている薬は経皮投与できます。

フェンタニル貼付剤が1991年にアメリカで発売され，日本には2001年からいくつかのフェンタニル貼付剤が導入されました。口腔粘膜吸収性の製剤（イーフェン® バッカル錠，アブストラル® 舌下錠）も導入されました。

口腔粘膜吸収性の製剤は，持続痛が改善しているにもかかわらず突然痛み

が出現したり増強する「突出痛」を速やかに改善する目的で開発されました。一般的なレスキュー・ドースと異なる点は，定時投与薬の不足を補うための製剤ではなく，あくまでも「突出痛」が適応となっている点です。また，投与量の設定も定時投与薬の用量にかかわらず，少量から効果が得られる量まで漸増して用量を決定します。

　1980年代に，3日ごと貼付のフェンタニル貼付剤の開発が始まり，がんの痛みに使えるフェンタニル製剤となりました。開発から間もない1980年代後半に開かれたWHO方式がん疼痛治療法の改訂審議では，価格の問題と，使うことができる国が限られているという理由で，WHO方式がん疼痛治療法の基本薬リストには採用されず，本文中での紹介にとどまりました。当時は，経口モルヒネが全WHO加盟国で使えるようになることが最大の課題でした。

　2001年に3日ごと貼付のフェンタニル貼付剤（デュロテップ® パッチ）が日本に導入され，次いで24時間ごと貼付剤（フェントス® テープ，ワンデュロ® パッチ）が発売されました。

　フェンタニル貼付剤は，初めてのオピオイド鎮痛薬として使うことは承認されておらず，少なくとも1週間はオピオイド鎮痛薬製剤（モルヒネやオキシコドンなど）の先行投与を受けているがん患者さんが対象となります。内服困難や副作用対策などの必要に応じて，同効量のフェンタニル貼付剤に切り替えるようにと使用法が指示されています。オピオイド鎮痛薬の先行投与のない手術後の急性の痛みにフェンタニル貼付剤を貼付された患者さんの死亡事故が複数報告されています。アメリカ食品医薬品局（FDA）や日本の医薬品医療機器総合機構（PMDA）の指示は，必ず守るべき警告です。製剤の特性や患者さんの状況を勘案したうえで，フェンタニル貼付剤を使用してください。

　いずれの貼付剤も，先行して投与されていた経口オピオイド鎮痛薬（主としてモルヒネないしオキシコドン）の投与量に対応するために，フェンタニルの含有量が異なるいくつかの貼付用製剤が用意されています。

　基礎実験からは，フェンタニルは，耐性の発生が他のオピオイド鎮痛薬よ

りも早いとの報告があります。フェンタニル貼付剤の lag time（貼付から鎮痛効果が得られるまでの時間）は 12 時間で，鎮痛を維持するには，この 12 時間にわたり，先行していたオピオイド鎮痛薬を継続投与する必要があります。また，貼付剤を剥離してから血中濃度が半減するまでの時間が 17 時間以上と長いことから，貼付剤による投与量調整は行いにくいことを念頭に置くべきです。また，オピオイド鎮痛薬の経口投与が問題なく効果的に行われている患者さんにおいては，投与経路を変更する必要がありません。

　先行オピオイド鎮痛薬がモルヒネの 12 時間ごと投与の徐放製剤の場合は，最後のモルヒネ徐放製剤投与と同時に，モルヒネ量に匹敵するフェンタニル貼付剤の貼付を開始します。24 時間ごと投与のモルヒネ徐放製剤からの切り替えは，最後の徐放製剤投与から 12 時間後に，最初の貼付剤貼付を開始しましょう。

　フェンタニル貼付剤による持続性の痛み治療中の患者さんでの突出痛に対するレスキュー・ドースとして，モルヒネやオキシコドンの速放製剤が用いられていますが，持続性の痛みが消失した後の突出痛に対しての口腔粘膜吸収性のフェンタニル速放製剤（イーフェン® バッカル錠およびアブストラル® 舌下錠）が 2013 年に日本にも導入されました。これにより，突出痛に対して，同一オピオイド鎮痛薬による速やかな対応が可能になりました。これらの速放製剤は，突出痛のみを対象とした製剤であり，レスキュー・ドースの投与開始時に，レスキュー・ドースとしての適正投与量を求める用量調整を改めて行う必要があります。アブストラル® 舌下錠に 100 μg, 200 μg, 400 μg があるのは，用量調整のためです。

　フェンタニル貼付剤を，同じ部位の皮膚に繰り返して貼ることは避けてください。また，発汗があると皮膚と貼付剤の間に汗がたまり，フェンタニルの吸収を妨げ，鎮痛効果が低下することがあります。
　貼付局所が湯タンポや電気毛布などによって温められると，薬が急速に吸収される危険があるため，入浴も避ける必要があり，ぬるいシャワーにとどめるべきでしょう。また，高熱の患者さんでは薬剤の吸収が亢進することになります。貼付剤を剥離するときには，貼付剤のすべての層を完全に剥がし

てください（製剤によっては，一部が皮膚上に残る可能性があります）。

フェンタニル貼付剤の使用に際しての注意

　フェンタニル貼付剤には高濃度のフェンタニルが含まれていますので，医師，看護師，薬剤師，ご家族などは注意深く取り扱ってください。貼付を行う際に貼付剤の薬剤放出面に触れると，看護師やご家族の皮膚からも薬剤が吸収されますから，十分に注意してください。貼付した貼付剤の表面に，次回の貼り替え日をサインペンなどで書いておき，次回貼付が遅れないようにします。使用済の貼付剤にも薬剤が残っていますので，小児の手が届かないところに，厳重に保管できるような廃棄法を心がけてください。

　呼吸抑制が起こったとき，貼付剤を剥離しても，皮下や脂肪組織に残っているフェンタニルが体内から消失するのに必要な時間はかなり長く，血中半減期が 17 時間以上と言われていますので，ナロキソンの反復投与と長時間の観察が必要になります。

神経障害性の痛み（neuropathic pain）の治療薬

　侵害受容性の痛みの場合と同様に，神経障害性の痛みの治療における主役も，薬による治療法です。次の薬のうちの1つ，または2つ以上の使用が役に立ちます。

- 三環系抗うつ薬
- 抗けいれん薬
- 局所麻酔薬（クラス1の抗不整脈薬）

　神経障害性の痛みが神経圧迫によっている場合には，オピオイド鎮痛薬が役立ちますが，コルチコステロイドと併用したときのみに有効な神経圧迫による痛みがあります。侵害受容性の痛みと神経障害性の痛みが混在している場合にも，モルヒネなどのオピオイド鎮痛薬が役立ちますが，神経障害によって起こる表在性の灼熱痛や刺すような自発痛には，三環系抗うつ薬や抗けいれん薬の併用投与が最も有効です。がん患者さんの痛みにオピオイド鎮痛薬を投与しても痛みが消失しきっていない場合には，オピオイド鎮痛薬をさらに増量すべきか，三環系抗うつ薬か抗けいれん薬のいずれかを併用すべきか，痛みの性状，あるいは試験的投与によって検討することを心にとめて再検討しましょう。

三環系抗うつ薬

　アミトリプチリンとイミプラミンは，双方とも多くの地域で入手でき，これらの代替薬もあります。患者さんによっては代替薬を使う方がよい場合があり，たとえば代替薬のひとつであるノルトリプチリンには，鎮静作用がありません。デシプラミンも鎮静作用が少なく，抗コリン作動性作用が最も少ない抗うつ薬です。

　投与開始量は，患者さんの年齢，体重，抗うつ薬の服用歴，他の薬の服用状況に左右されます。10 mgでよい患者さんもいますが，多くの患者さんで

は 25～50 mg までの増量が必要となります。鎮静，起立性低血圧，口内乾燥などに注意しながら，できるだけ早く 30～50 mg まで増量します。さらに痛みが緩和ないし消失するまで週単位で増量していきますが，副作用のために増量が妨げられることがあります。ノルトリプチリン以外の抗うつ薬は，1 日量を 1 回として就寝時に投与します。三環系抗うつ薬の多くに鎮静作用があります。多くの患者さんでは，増量してから鎮痛効果が得られるまでに数日かかることがあります。

新しい抗うつ薬

最近では，セロトニン・ノルアドレナリン再取り込み阻害薬（SNRI）であるデュロキセチンが神経障害性の痛みに使われるようになりました。三環系抗うつ薬に比べて効果は弱いものの，副作用の点でメリットがあります。1 日 1 回 20～30 mg を経口投与します。

抗けいれん薬

幅広い臨床経験から，カルバマゼピンやバルプロ酸などの抗けいれん薬が，神経損傷による痛み，とくに刺すような痛みに有効なことが示されています。

カルバマゼピン

カルバマゼピンの投与開始量は 100 mg／回であり，1 日 2 回（朝，夕）投与します。その後は数日ごとに 200 mg ずつゆっくりと増量していきます。カルバマゼピンの存在は，自己を分解する酵素の産生を促しますので，その代謝速度が速まります。初期の副作用である眠気や運動失調が，投与を続けていると時間とともに改善する理由でもあります。カルバマゼピンによって白血球が減少することがあります。6 歳以下の小児にはカルバマゼピンを使用してはいけません。小児の持続性痛みの薬による治療の WHO ガイドライン[17]では，小児における投与の可否について，まだ資料不足のため推奨できないと述べています。

バルプロ酸

バルプロ酸には鎮静作用があり，血中半減期が長く，投与開始量は 500 mg で，高齢の患者さんに対しては 200 mg とし，就寝前 1 回投与が推奨とされ

ていますが，必要なら 3〜4 日ごとに 200 mg ずつ増量し，最大 1〜1.5 g まで増量します。体内蓄積の傾向があって減量が必要なこともあります。2 歳以下の小児への投与には致命的な肝毒性があり，小児の持続性の痛みの薬による治療の WHO ガイドラインは，小児への使用は勧告できないと述べています[17]。

新しい抗けいれん薬

抗けいれん薬に分類されているガバペンチン（ガバペン®）は，WHO がん疼痛治療法の公開後に導入され，電位依存性カルシウムチャネルの機能に対して補助的な役割を担う α2δ サブユニットと強く結合し，プレガバリン（リリカ®）は中枢神経系におけるカルシウムの流入を抑制し，グルタミン酸などの興奮性神経伝達物質の遊離を抑制することによって過剰に興奮した神経を鎮め，痛みを和らげます。主に αβ 型カルシウム型カルシウムチャネル拮抗薬として作用し，鎮痛薬治療を補助する薬として使われますが，ガバペン® の痛みへの使用は本邦では適応外使用となり，リリカ® は鎮痛目的の使用のみが承認されています。

まだ本邦に導入されてから長い期間を経ていないので，2〜3 名の患者さんに使って副作用が少なく鎮痛補助薬としての効果を得た医師は"好ましい薬"であると言い，副作用を経験した医師は"好ましくない薬"であるとの印象を持っているようです。したがって，これらの薬を処方する際には，添付文書をよく読み，投与経験のある緩和ケア科の医師に相談すべきです。プレガバリン（リリカ®）の処方を経験した医師は，患者さんが転倒しやすくなることを経験し，就寝前服用としていますが，高齢の患者さんでは，夜間の排尿で起きる際に注意する必要があると感じています。ガバペン® の重大な副作用として，添付文書には，薬剤への過敏症，肝機能障害，横紋筋融解症，その他が記載されています。リリカ® の添付文書には，浮動性めまい，傾眠，浮腫，体重増加などが記載されています。いずれも日本での使用開始から短期間しか経ていないので，日本での経験例の報告はまだ少ないと心得つつ処方してください。

局所麻酔薬

静脈内に投与したリドカインや経口投与したフレカイニドとメキシレチン

は，膜安定化作用を持つ薬であり，神経障害性の痛みに有効です。フレカイニドは 50〜200 mg ／回を 1 日 2 回投与し，メキシレチンは 150 mg ／回を 1 日 2〜4 回投与します。抗不整脈薬が不整脈を誘発することもあり得ますので，フレカイニドないしメキシレチンを三環系抗うつ薬と併用することは，推奨されていません。

XII 鎮痛薬治療を補助する薬

鎮痛薬治療を補助する薬（表12）の投与が必要な場合は，次のいずれかです。

- 制吐薬や緩下薬は鎮痛薬の副作用への対応のため
- コルチコステロイドは神経圧迫による痛みなどに対する痛み治療の強化のため
- 夜間の睡眠薬，抗不安薬，抗うつ薬は痛みに伴う不眠，抗不安薬などは痛みに伴う不眠，不安，うつ状態などへの対応のため

制吐薬

オピオイド鎮痛薬の最初の投与で患者さんに悪心・嘔吐が発生したら，プロクロルペラジンやオランザピンなどの投与を考慮します。これらの薬の副作用は，振せんなどの錐体外路系症状です。ハロペリドールの制吐目的での使用では，錐体外路系症状が著しく多くなります（厚生労働省，日本医師会監修の緩和ケアに関するマニュアル[4]も参照してください）。

表12　鎮痛薬治療を補助する薬

	鎮痛作用	抗うつ作用	抗不安作用	筋弛緩作用	制吐作用
コルチコステロイド	＋[a]				＋
向精神薬					
ジアゼパム	＋[b]		＋	＋	
ミダゾラム			＋	＋	
ヒドロキシジン	＋[c]		＋		＋
ハロペリドール			＋		＋
プロクロルペラジン			＋		＋
アミトリプチリン	＋[d]	＋	＋		

a）神経圧迫，脊髄圧迫，頭蓋内圧亢進による痛みに用います。
b）筋れん縮の痛み（こむら返り）などに用います。
c）100 mg がモルヒネとともに注射で使用されたときに鎮痛効果があると報告されています。
d）神経障害性の痛みに対して最初から鎮痛目的で用います。

オピオイド鎮痛薬投与に伴う悪心・嘔吐の発生は，最初の投与後あるいは増量直後におおむね確認できます。不愉快な症状である悪心・嘔吐を制吐薬で確実に予防すべきです。悪心・嘔吐のほとんどは，オピオイド鎮痛薬の投与開始から2週間くらいで消失することが多いので，制吐薬の投与を2週間ほど続けて悪心・嘔吐がなければ，制吐薬投与の中止を考慮します。

　モルヒネ投与を受けている患者さんのうち少数では，プロクロルペラジンやオランザピンなどの抗精神病薬によっても改善しない悪心・嘔吐が認められることがあります。このようなときは，モルヒネの作用による胃の内容物の排出遅延によると考えられ，抗精神病薬の代わりに，メトクロプラミドやモサプリドなどの蠕動刺激薬による改善が期待できます。

　嘔吐が1日に数回あるときには，制吐薬を2日間くらいは注射投与する必要があります。手術適応のない腸閉塞があるときには，シクリジンやジメンヒドリナートなどの抗ヒスタミン性制吐薬を用います。消化管の分泌機能を抑制する必要があるときには，臭化ブチルスコポラミンなどのアトロピン様の薬が必要になります。

緩下薬

　オピオイド鎮痛薬の投与を開始するときには，原則として緩下薬を併用処方します。便秘を起こす強さにはオピオイド鎮痛薬による差がありますが，いずれのオピオイド鎮痛薬を反復投与するときでも，便秘になる前から緩下薬の併用を心がけるのが安全策です。緩下薬の投与量も，便秘の程度に応じて調整しなければなりません。一般に，患者さん本人もケアにあたる人たちも便通の有無を軽視しがちですと，重症便秘ないし宿便に陥ってから便秘の訴えが始まることになり，用手摘便や停留浣腸などが必要になってしまいます。これを防止するため，検温表に加えて便通表も使用して便通を監視している緩和ケア病棟があるほどです。

　通常は，センノシド（プルゼニド®）や散剤センナ（アローゼン®）などの蠕動刺激薬を開始し，必要に応じて漸増していきます。酸化マグネシウムなどの軟便薬の併用も必要です。オピオイド鎮痛薬の投与中に重症便秘となったときには，ビサコジル（テレミンソフト®）などの緩下薬の坐剤投与，浣腸ないし停留浣腸，用手摘便などでの対応が必要です。

現在，オピオイド鎮痛薬による便秘の治療薬として，ナルデメジン経口錠の開発が進められています。ナルデメジンを内服すると，消化管のオピオイド受容体に結合して，オピオイド鎮痛薬による便秘を防止します。この新たな開発には大きな期待が寄せられています。本書の著者の一人である鈴木 勉（星薬科大学）が，ナルデメジンの生みの親です。

コルチコステロイド

コルチコステロイドは，進行がん患者さんに対して，いろいろな適応を持っています（表13）。とくに，神経圧迫による痛み，脊髄圧迫による痛み，頭蓋内圧亢進による痛みなどに，きわめて有用です。プレドニゾロン，デキサメタゾン，ベタメタゾンなどがよく使われます。1 mg のデキサメタゾンまたはベタメタゾンは，プレドニゾロンの 20〜40 mg と同効です。

臨床像によって，コルチコステロイドの投与量が異なります。神経圧迫による痛みには，プレドニゾロン 20〜40 mg か，デキサメタゾン，ベタメタゾンの 4〜8 mg を 1 日量として用い，1週間後までに漸増して維持量に至

表13 進行がん患者さんにおいて考慮すべきコルチコステロイドの適応

全身的な使用目的	特異的な使用目的
食欲の改善	脊髄圧迫
自覚的な元気さの改善	神経圧迫
全身倦怠感の改善	呼吸困難
内分泌療法として	肺臓炎（放射線照射後）
補償療法	がん性リンパ管炎
抗腫瘍効果	気管の圧迫，喘鳴
痛みからの解放目的	上大静脈の閉塞
頭蓋内圧亢進による頭痛	心囊水貯留
脊髄圧迫による痛み	喀血
神経圧迫による痛み	管腔臓器の閉塞
転移性関節痛	気管
骨転移痛	尿道
	小腸
	高カルシウム血症（リンパ腫，骨髄腫）
	放射線照射による炎症
	白赤血球性貧血
	直腸からの滲出物（坐剤を用いる）
	発汗

ります。維持量とは，患者さんが，痛みが消失した状態が得られたと感じるようになる投与量です。プレドニゾロンの維持量は 15 mg ほど，デキサメタゾン，ベタメタゾンは 2 mg ほどであることが多いですが，ときには十分な効果を維持するのにもっと多い量が必要となります。

　頭蓋内圧亢進による痛み（頭痛）の場合には，最初の 1 日量をデキサメタゾンまたはベタメタゾンの 8〜16 mg とするとよいとされています。1 週間たったら漸減して維持量に至ります。脊髄圧迫による痛みでは，もっと多い量，たとえば初回 1 日量 100 mg を用いている施設もあり，放射線照射中には 1 日量 16 mg を維持量としている施設もあります。

　長期間にわたるコルチコステロイド投与では，浮腫，消化不良，ときには消化管出血などの副作用が起こり得ます。近位側のミオパチー，頻脈，軽い躁状態，日和見感染などの副作用もあり得ます。

　また，コルチコステロイドと非ステロイド性抗炎症薬（NSAIDs）を併用すると，消化管の副作用の発生頻度が高くなることを知っておきましょう。

向精神薬

　痛みに苦しむがん患者さんの多くが向精神薬を必要としています（表 12）。ある患者さんの痛みには，向精神薬が最良の補助的な鎮痛薬となります。たとえば，神経損傷による痛みに対する三環系抗うつ薬です。また，オピオイド鎮痛薬による悪心・嘔吐がある患者さんでは，抗精神病薬であるプロクロルペラジンやオランザピン，ハロペリドールが用いられています。さらに，ジアゼパムのような抗不安薬も，筋の攣縮による痛みや誘発点のある筋と筋膜の痛みの治療に有用です。ある患者さんでは，夜の睡眠薬としての鎮静薬が必要ですし，うつ状態が強い患者さんには抗うつ薬が必要です。

　中枢神経系に作用する 2 つの薬の併用，たとえばオピオイド鎮痛薬と向精神薬の併用は，全身状態が悪化したがん患者さんでは，鎮静効果が強く現れやすくなります。痛みのあるがん患者さんへの向精神薬の投与量は，身体的に異常がない精神科の患者さんに対しての投与量よりも，かなり少ない量で効果が得られることが多いと考えて投与量調整を行います。

　向精神薬のすべてに鎮痛効果が認められるわけではなく，症状や目的に応じて薬剤を使い分けてください（表 12）。

XIII　WHO方式がん疼痛治療法のまとめ[2]

（1）がん患者さんの痛みは，治療できる症状であり，治療しなければならない症状です。

　がん患者さんの痛みの鎮痛薬治療は，どの科の医師にも行い得るもので，患者さんには痛み治療のために十分量の鎮痛薬を要求する権利があり，医師にはそれを投与する責務があり，これを実施しない医師は倫理的に許し難い存在なのです[16]。がん患者さんを1人でも診察している医師は，がんの痛み治療の基本方針を学んでおき，必要時には直ちに実施すべき責務があります。また，緩和ケアチームないし緩和ケア科の同僚医師には，なるべく早く相談すべきです。医療機関の責任者は，これらが円滑に実践されるように指導監督する責務を完遂してください。

（2）チームアプローチによって，がんの痛みの診断（アセスメント）と治療（マネジメント）は最良の成果をあげます。

　緩和ケアチームや緩和ケア科の医師の診察を受けたいとの患者さんの希望は重視すべきです。多くの担当医が軽視しがちですが，できるだけ早期から緩和ケアチームと接触し，他方，緩和ケアチームは協力要請を待つだけではなく，病院内全体を対象とした「御用聞き」の姿勢を持っているべきです。

　在宅患者さんに対しては，診療所の医師，訪問看護部の看護師，保険薬局の薬剤師から成るチームが，患者さんが入院していた病院とも協力しながらチームアプローチをすると，良い成果が得られるでしょう（たとえば，患者さんの入院中から地域の医師と病院の主治医が連携して退院後の在宅診療体制を整えるという尾道方式の在宅医療）。もし，チームを作り難い地域の診療所であっても，医師と看護師，地域薬局の薬剤師の協力で，がん患者さんの痛み治療を良好に実施できると理解してください。WHO方式がん疼痛治療法は，発展途上国の山村においても実施でき，良い成績をあげていますし，医師が常駐していない辺地のヘルスセンターでは，準医師（一定の研修を受け，がんの痛みの治療薬の処方免許を国から授与された保健師，看護師

など）ががんの痛み治療を行っており，良好な成績をあげています．WHOが実践例を提示して，このような実践を国が許容するよう勧告しています[17]．

(3) **痛みの治療（マネジメント）は，詳しい問診と丁寧な理学的診察から始めるべきです．痛みの診断は患者さんに聞くことに始まり，痛みの治療は患者さんへの説明で始まります．痛みについて，次の点を確認します．**
- がん自体が原因となった痛みか，がんに関連した痛みか，がん治療による痛みか，併発症による痛みか
- がん特有の症候群の一部としての痛みか
- 侵害受容性の痛みか，神経障害性の痛みか，それとも両者が混在した痛みか

がん患者さんに神経障害性の痛みのみが発生することは少なく，多くの神経障害性の痛みは，侵害受容性の痛みと混在していますので，このような痛みには，鎮痛薬と鎮痛薬治療を補助する薬の併用による治療が必要です．

(4) **痛みの治療（マネジメント）は，本人への説明から始め，身体面のアプローチと精神面へのアプローチが必要です．この２つのアプローチは，薬による治療と薬以外の治療の双方から成ります．がんの痛みは「全人的な痛み」として対応すべきです**（図１，表５を参照してください）．

(5) **痛みの治療（マネジメント）で大切なことは，次のような段階的な治療目標を設定することです．**
- 第一の目標：痛みに妨げられない睡眠時間，とくに夜間の良眠の確保
- 第二の目標：安静にしていれば痛みが消えている状態の確保
- 第三の目標：起立など身体を動かしたりしても痛みが消えている状態の確保

すべての患者さんで体動時の痛みをなくすことが容易とは限りません．その場合には，生活状況の改善をも考慮します．

(6) がん自体による痛みにおいては，適切な薬が適切な量，適切な時間間隔で投与されると，薬のみによって十分な鎮痛が得られるのが普通です。このような痛みに鎮痛薬の効果が不十分な場合には，投与量不足，不適切な投与時間間隔などがあるのではないかと検討してください。

初期の投与量調整にあたり，まだ痛みが少し残っているのに患者さんは「だいぶ良くなりました」と言い始めます。そのとき，あと1〜2回の増量で消える痛みなのに増量を止めてしまう医師を見かけますが，増量は，患者さんが「痛みが消えました」と言うまで続けるべきです。

(7) がん患者さんの持続性の痛みの治療は，次の5つの点を守ることが不可欠です。

- 経口的に投与する（by mouth）

モルヒネ，オキシコドンをはじめとする鎮痛薬は，経口投与とすることが最も望ましいのです。経口投与可能ながん患者さんに鎮痛薬の非経口投与を行うことを支持する合理的な理由はありません。

- 時刻を決めて規則正しく（by the clock）

持続性の痛みには，時刻を決めて規則正しく薬を投与し，鎮痛効果が切れてしまうことのない反復投与を続けて痛みの消失を維持します。投与時間間隔は薬剤や製剤によって異なりますので，薬剤ないし製剤の特性を尊重した規則正しい投与時刻を設定してください。持続性の痛みには，頓用方式の投与を行ってはいけません。

- 除痛ラダー（階段図）にそって効力の順に（by the ladder）

除痛ラダーは，どの患者さんの痛みの場合も第一段階の薬から投与を開始するよう指示しているものではなく，鎮痛薬を効力の強さに従って三段階に分けて示した階段図です。痛みの強さに応じて，どの段階の鎮痛薬から痛み治療を始めてもよいのです。すなわち，

  - 痛みが弱ければ，第一段階の非オピオイド鎮痛薬の1剤を選択します。必要に応じて最大投与量に向けて増量します。
  - 非オピオイド鎮痛薬が十分な効果をあげない痛み，あるいは効果をあげないと判断される痛みの場合には，オピオイド鎮痛薬（第二段階ないし第三段階の鎮痛薬のひとつ）を追加して処方します。あるいは最

初からオピオイド鎮痛薬の投与を始めます。この際に非オピオイド鎮痛薬を併用するか否かは，患者さん側の状況，あるいは痛みの性状に応じて決めます。
- コデインをはじめとする弱い痛みから中くらいの強さの痛みに用いるオピオイド鎮痛薬の追加が十分な効果をあげないとき，あるいは効果をあげないと判断される強さの痛みには，モルヒネやオキシコドンをはじめとする第三段階の中くらいから強い痛みに用いる鎮痛薬に切り替えた処方とします。
- 発展途上国や一部の先進国では，第一段階と第三段階からなる「二段階除痛ラダー」を国の方針としています。著者が現地の政府や主要な医療機関を訪問した際，この条件下で良い痛み治療が円滑に実践されている状況を確認しています。

● 患者さんごとの個別的な量で（for the individual）

　鎮痛薬の適切な投与量とは，治療対象となった痛みが消える量です。その量は患者さんごとに異なり，投与前には判定できず，投与してみて初めて把握されるのです。経口モルヒネの投与経験に基づいた適切な個別的な投与量をみると，4 時間ごとのモルヒネの速放製剤の反復投与量における 1 回量は 5 mg から 1,000 mg 以上にわたっていますが，多くは 40 mg ないしそれ以下で，少数の患者さんではもっと多い量が必要でした。

　このような個別的な投与量を求めるために，最初は少量〔たとえば塩酸モルヒネ 10 mg（速放錠または散剤）〕をまず投与し，30～60 分後に鎮痛効果を患者さん自身に聞きます。「痛みが消えました」または「痛みは非常に弱くなりました」との回答であったら，外来患者さんの場合は 1 回 10 mg の塩酸モルヒネ錠，4 時間ごとを 1～2 週間分と，緩下薬や制吐薬も処方し，服薬法を指示し，再診日を決め，再診日前に疑問があった場合の主治医ないし看護師への連絡方法を教えておくという方法をお勧めします。また，30 分後の回答が「痛みが半分くらいになりました」であった場合，さらにモルヒネ速放製剤 10 mg を投与し，その 30 分後に効果を聞き，回答が「痛みが消えました」であれば，1 回分を 20 mg として上記の時刻通りの処方を行い，1～2 週後までに再診することにします。痛みが消える投与量を早く求めるために，短期入院で適切量への増減調整を行う緩和ケア病棟もあります。

また，病的骨折の際の激痛は緊急事態ですので，モルヒネの注射剤の静脈内単回注射を，呼吸抑制への対策を用意したうえで実施します（静脈内注射によると薬の血中濃度が急に上昇するからです）。

● そのうえで細かい配慮を（attention to detail）

　患者さんにとって最良の鎮痛が得られ，副作用が最少となるように治療を進めるには，治療による患者さんの痛みの変化を監視し続けることが大切です。

（8）適応があるときには，神経障害性の痛みの治療薬を併用します。

　このような薬が必要になる痛みの発生は決して多くはないのですが，治療に苦心することは多いので，研究会などでの議論がさかんであり，これを見聞した医師がこれらの薬に頼りすぎたり，痛みの治療は複雑なものだと実施を諦めたりすることがあります。そのようなことがないよう，緩和ケアの知識が豊富な同僚医師の助言を早期から求めるべきです。

（9）神経障害性の痛みには，鎮痛薬に加えて，三環系抗うつ薬あるいは抗けいれん薬を選択します。

　以上のまとめの内容を正しく受け止めていただくだけでも，がんの痛み治療の成果が向上するでしょう。

第3部

オピオイド鎮痛薬の医療目的使用への便宜を考慮した麻薬の規制ガイド
（要約）

必要とする患者さんに，モルヒネなどのオピオイド鎮痛薬を供給するシステムについて概略を解説します。医療用オピオイド鎮痛薬は，国際的および国内的な法規制にそった諸手続きのうえで供給されているということを理解していただくために設けられた第3部です。ぜひご一読ください。医師がなぜ麻薬施用者免許を所持しなければならないかも理解していただけるでしょう。この第3部の内容は，WHO（世界保健機関：ジュネーブに本部がある）とUN-INCB（国連国際麻薬統制委員会：麻薬に関する単一条約[23,24]の執行事務局，ウィーンに本部がある）が共同執筆した文書の抜粋で，医療担当者と薬剤規制当局の意思の疎通を促進するために，ここに掲載します。

　オピオイド鎮痛薬は急性の痛みの治療に用いられてきましたが，身体的依存や精神的依存，耐性が発生するとの恐れから，長期の使用は推奨されていませんでした。しかし，研究が進むにつれて，長期反復投与された患者さんには，身体的依存と耐性が起こることがあっても，精神的依存が起こらないことが明らかにされ，がんの痛みの治療に適切な投与量を長期にわたって用いたときには，精神的依存の発生の危険性を考慮しなくてすむようになりました。モルヒネなどの適切な投与量とは，痛みを消失させる投与量なのです。

がん患者さんの痛みからの解放を阻害する因子

・がんの痛みからの解放に関する国の政策欠如

　日本では，「がん対策基本法」によって，がん患者さんの痛み治療を早期から行うことが指示され，治療を行いやすいようにと日本薬局方の改訂（極量の削除など），麻薬及び向精神薬取締法の改正，保健医療上の麻薬の使用量や処方日数の大幅な緩和，医療従事者の教育の強化などが行われてきました。こうした動きが進んでいるのですから，鎮痛治療成績が不振なのは，過剰な院内ルールや鎮痛薬の採用制限，担当医師の不勉強によるということになるでしょう。現今の問題点は，以下のとおりです。

・医療担当者，医療政策立案者，医療行政担当者，医療担当者，それに市民の認識不足

　市民は，ご自分やご家族ががん患者になるまでは，関心が低い傾向が強いのです。

- **資金不足，医療やケアの配分システムの不十分さと人材不足**

　主として発展途上国の問題と考えがちですが，がんの痛み治療に不勉強なままの医療担当者がいると，本邦にも当てはまる阻害因子になります。

- **オピオイド鎮痛薬の医療目的の使用が精神的依存や不正使用につながるとの不必要な不安**

　本邦でもこの不安が一掃されていません。国民の死亡原因の第1位は「がん」であり，がんにより死亡する患者さんの70〜80％は強い痛みに苦しみ，がん治療を受けているもっと早い病期の患者さんの3分の1に痛みが発生しているのに，日本全体における医療目的のオピオイド鎮痛薬の年間消費量は先進国の中で最も少なく，海外からは，がんの痛みの治療法の普及がゆっくりすぎる国だと言われてしまっています（2007年9月10日，ニューヨーク・タイムズ）。

　このギャップは1978年（日本における死因の第1位ががんとなった年）以来続いており，海外からは不思議に感じられており，日本人のがんは痛みを起こさない性質でもあるのかと考えられてしまうことさえありました。そのような状況を是正して，痛みに苦しむがん患者さんのすべてが痛みから解放される国にしなければなりません。この状況を変える責務を果たすよう，医療担当者に期待が寄せられています。

- **オピオイド鎮痛薬の入手と使用に対する法的規制**

　日本の法的規制は，がんの痛み治療を阻害しないように既に改正されています。

薬の供給にかかわる人々

　オピオイド鎮痛薬のほとんどが麻薬に関する単一条約によって麻薬に指定され，麻薬指定の薬の供給にかかわるすべての人々が法的な資格を持っていなければなりません。次のような担当者からなる供給システムが必要です：国の薬剤規制当局，輸入担当者と輸出担当者，製造担当者，卸売り担当者，医師，看護師，薬剤師など。

麻薬に関する単一条約

　1972年の議定書によって改正されている1961年の麻薬に関する単一条約[24,25]は，オピオイド鎮痛薬を規制する主要な国際条約で，この条約によってオピオイド鎮痛薬が分類され，すべての取扱者が登録され，オピオイド鎮痛薬の医療目的の需要量が見積もられ，その生産，製造，供給の過不足がないよう統制され，条約加盟国には種々の統計報告が義務付けられています。

　単一条約の担当事務局（UN-INCB）は，条約に基づく輸出入許可制度などにより各国間のオピオイド鎮痛薬の移動を管理し，単一条約が定めるところに従い，各国内での安全な供給を維持するために必要な条件の国際的所管事項を担当しています。単一条約に加盟している各国政府は，条約が要求している方針にそって麻薬に関する法律と規制制度を制定して行動し，単一条約に加盟していない国や地域も，基本的にはこの条約に従って行動しています。

　単一条約の前文には「医療上の麻薬使用は痛みの治療に不可欠であること」と明記されており，同時に「麻薬中毒（Addiction 耽溺：今日では精神的依存と呼ぶ）は重大な害悪を生み出す」と述べています。条約の基本的な目標は2点で，麻薬ないしオピオイド鎮痛薬の不正使用の防止と同時に，医療目的で使用する麻薬ないしオピオイド鎮痛薬の供給を確保することです。

　単一条約の付表（条約に付属する薬品または製剤の表で，スケジュールと呼ばれている）によって，それぞれのオピオイド鎮痛薬が持っている依存性の強さ，不正使用される可能性の大きさ，治療上の有用性の程度から4群に分類しています。条約のスケジュールは各国政府の法律が定めるスケジュールと一致していないところもありますが，フェンタニル，モルヒネ，ヒドロモルホン，オキシコドンは「スケジュールⅠ」に，コデインとその誘導体は規制の程度がゆるい「スケジュールⅡ」に分類されています。「スケジュールⅢ」には，規制条項の一部を免除されているコデインとデキストロプロポキシフェンなどが含まれ，「スケジュールⅣ」には不正使用の恐れのあるオピオイド鎮痛薬が含まれています。

　例外的免除：1単位内にコデイン100 mg以上を含まず，他の1ないし複数の薬と配合されている製剤，およびコデインを2.5％以上は含有せず，

シロップなど分包できない製剤は，単一条約が定める規制の一部を免除されています。ブプレノルフィンとペンタゾシンの2つの薬は，1971年の向精神薬に関する条約によって規制されています。

オピオイド鎮痛薬の供給システム

各国における医療目的のオピオイド鎮痛薬は，他の国からの輸入，国内での製造，ないしこれら双方の手段で用意され，さらに製造担当者または卸売り担当者によって病院および薬局に供給され，次いで医療担当者による処方に基づく調剤を経て患者さんに渡されます。

単一条約は，薬のこのような流通経路に携わるすべての人々および企業が免許を与えられるか，免許以外の方法で登録され，これらの権限を与えられている人々もしくは企業の間でのみオピオイド鎮痛薬の受け渡しを行うよう定めています。患者さんは，医師の処方せんによるオピオイド鎮痛薬しか使用できません。条約は一定の記録を残すことも求めており，消費の記録は国の薬剤規制当局によって管理されなければなりません。保安の確保と査察も加えた手段によって，正規の供給システムから不正使用への薬の横流しを確実に発見し，医療用麻薬が患者さんによって消費されている状況を監視しています。これが，医療用麻薬の処方や管理が定められ，オピオイド鎮痛薬を処方する医師が，他の薬の処方よりも手数が多いと感じることの背景です。この手数の簡素化が，WHOの勧告以後に日本でも行われ，医療現場におけるオピオイド鎮痛薬使用の促進を目指しています。

国による医療用オピオイド鎮痛薬の需要量の見積もり

患者さんの痛み治療に必要な量のオピオイド鎮痛薬は，国によって用意されるのが基本ですが，UN-INCBは痛みの治療，とくにがん患者さんの痛み治療に消費されているオピオイド鎮痛薬が少なすぎると認識しており，各国の需要量の見積もり方法を再検討するよう呼びかけました。

毎年，各国政府の薬剤規制当局は，スケジュールIのオピオイド鎮痛薬の次年度需要量を見積もり，この見積もり数量を次年度に入る6カ月前にUN-INCBに報告します。単一条約により，次年度に製造ないし輸入されるオピオイド鎮痛薬の量は，政府による公式の見積もり数量を超えてはなりま

せん。UN-INCBは各国政府の輸入ないし製造を承認する前に，国による見積もり数量を確認しておかねばならず，これによって過剰な輸入ないし製造の監視が行われ，医療目的以外の不正使用への横流しの危険性が最小に抑えられています。

単一条約はUN-INCBに対して，医療目的のオピオイド鎮痛薬の確保に全力を尽くすこと，および次年度需要量の見積もり数量をできるだけ早く確認することを求めています。もし見積もり数量が少なすぎるときには，各国の規制当局はUN-INCBに対して補足量を加えた訂正見積もり数量を提出し，UN-INCBはこの訂正数量を迅速に確認します。こうした背景があって，各国の医療目的のオピオイド鎮痛薬が不足することがないよう供給されており，不正使用への横流しが防止されているのです。国におけるオピオイド鎮痛薬の医療目的での需要量の見積もりは，政府の薬剤規制当局の責任で行われますが，多くの場合，各国の見積もり量は，ある程度まで前年度の各オピオイド鎮痛薬の消費量を反映しています。

医療担当者と薬剤規制当局の意思疎通の重要性

医療担当者と薬剤規制当局との間の意思疎通は，それぞれが課せられている任務の目的の相互理解を深めていくうえで必要不可欠です。薬剤規制当局は，痛みからの解放が個々のがん患者さんにとっても，また市民にとっても重要なことと学ぶ必要があり，医療担当者に対する教育研修の情報は，供給システムの統一化を任務とする薬剤規制当局の助けとなっています。

医療担当者は，薬剤規制当局とがんの痛みの治療について，次のような事項を話し合っておくべきです。

- 痛みの治療のためにオピオイド鎮痛薬を投与されているがん患者さんには精神的依存が発生しないこと。
- ペチジンは，中間代謝産物が蓄積しミオクロヌスやけいれんを生じるので，がん患者さんの持続性のがんの痛みに反復投与すべきではないこと。

日本の薬剤規制当局は医療側からの意見に敏感であり，オピオイド鎮痛薬の使用に関する政策の改正を行ってきています。それにもかかわらず，「麻薬の処方が煩雑だ」との声が医師の間にあるとすれば，院内自主規制が改善の余地を残したままなのかもしれません。厚生労働省医薬食品局（現：厚生労働省医薬・生活衛生局）監視指導・麻薬対策課「医療用麻薬適正使用ガイダ

ンス　がん疼痛治療における医療用麻薬の使用と管理のガイダンス」[5] を参照し，見直してみてください。

　医療担当者は，薬剤規制当局に対し，痛みの治療に必要となるオピオイド鎮痛薬の種類，投与量，剤形について知らせ，薬剤規制当局による年間需要量の見積もり数量が患者さんによる需要量に十分に見合った量となるよう働きかけなくてはなりません。そして，すべてのがん患者さんを痛みから解放するための運動を全国のすみずみで実践するべきでしょう。

オピオイド鎮痛薬の供給確保

　年間需要量の見積もり数量が UN-INCB によって確認されてから，各国はオピオイド鎮痛薬の輸入ないし製造を始めます。供給が輸入による場合も国内での製造による場合も，供給システムに携わる人々は供給の安定に努めなければなりません。供給が中断されることは，患者さんにとってもご家族にとっても，著しい不利益につながるからです。

国内での製造

　オピオイド鎮痛薬のすべて，または一部が国内で，政府に登録された製造担当者，あるいは国によっては政府自体によって製造されています。製造にかかわる登録には，免許，記録の保存，報告，品質の管理などが含まれています。また，原料から最終製品の流通までの全過程において保安対策を維持し，記録し，記録を保存することが要求されています。不正使用ないしそれへの横流し事件を防止するためです。その国で入手できるオピオイド鎮痛薬の製剤は，国の保健行政当局が承認している含有量の製剤と剤形に限られています。市販薬の多くは，がんの痛みを消失させるような薬剤も，その十分量も含有していないので，がん患者さんの痛みを治療するには適切でないと考えるべきです。

　製造担当者は，免許を持つ病院，薬局，診療所に最終製品を直接供給，あるいは卸売り担当者を介して供給します。卸売り担当者にも免許が必要ですし，課せられた保安対策と報告義務を果たさなければなりません。

輸入，輸出のシステム

　国として必要なオピオイド鎮痛薬のすべて，ないし一部が輸入されていま

す。単一条約は，国から国へのオピオイド鎮痛薬の移動手順のひとつひとつを薬剤規制当局の許可のもとに実施すること，輸入量は輸出国の年間需要量の見積もり量の枠内で行われること，と定めています。輸出入許可書は，製造物の所有者の変更が法の裏付けのもとに行われていることの証拠となります。輸入許可書と輸出許可書とが，輸出入行為ごとに発行され，輸出入品（送り荷）の移動にあたっては必ず送り荷に添付されていなければなりません。書式の標準化は行われていませんが，国連の麻薬委員会が見本を作成しています。

輸入許可書

輸入許可書には，次の事項の記入がなければなりません：許可番号，薬品名，薬の国際一般名（INN），剤形と含有量を含む正確な薬の量，輸入担当者の氏名と住所，輸出担当者の氏名と住所，許可書の有効期限。

輸出入の手順

ラベルを貼り間違えた製品，偽造品，基準を下回る製品が市場に出ることを防止する目的の許可制度が，多くの国々にあることに留意してください。単一条約による規制対象物質の輸入を希望する製薬業者は，輸入にあたって一定の手続きが必要です。麻薬指定のオピオイド鎮痛薬の輸出入の実際は『がんの痛みからの解放― WHO 方式がん疼痛治療法 第 2 版』[2]の第 2 部，または『WHO ガイドライン：病態に起因した小児の持続性の痛みの薬による治療』[17]を参照してください。

痛みを治療中のがん患者さんがオピオイド鎮痛薬を携帯しながら海外に出かけることは，手続きを行えば可能であり，手続きの詳細については，主治医ないし管轄の保健センターまたは地方厚生局麻薬取締部に問い合わせてください。申請し，認可されるまでに 2 週間はかかります。渡航先の国も医療用麻薬を承認している国であることが必要です。申請は地方厚生局麻薬取締部に対して行いますが，詳細は，厚生労働省医薬食品局（現：厚生労働省医薬・生活衛生局）監視指導・麻薬対策課「医療用麻薬適正使用ガイダンス がん疼痛治療における医療用麻薬の使用と管理のガイダンス」[5]を参照してください。

報告システム

　各国の薬剤規制当局は，オピオイド鎮痛薬の輸出入のすべてについて3カ月ごとに UN-INCB に報告する義務があります。また年次報告書によって，全製造量，消費量，在庫量を監視し，年次報告書を作成する義務があります。年次報告書には薬局での在庫量は含めなくてよく，薬局での在庫量は公式には消費されたと見なされています。

　UN-INCB は，これら各国からの資料に基づいた年次報告書を作成します。この年次報告書は，医療担当者が自国の前年度におけるオピオイド鎮痛薬の消費量を知る有用な資料です。この報告書から世界全体のモルヒネ，その他のオピオイド鎮痛薬の年間消費量を知ることができます。統計目的のために，この年次報告書には DDD（defined daily doses）という単位が使われています。DDD に換算することにより，各国における効力の異なるそれぞれの薬のおよその年間消費量が比較できます。モルヒネの DDD は 30 mg です。DDD は医療目的の使用にも，オピオイド鎮痛薬の年間消費量の見積もりにも使われていない単位ですが，世界全体の消費量の動向を分析する手段として用いられています。

　UN-INCB の報告書から UN-INCB の活動を知ることができますが[25]，この年次報告書からはオピオイド鎮痛薬の医療目的の使用や不正使用への横流し事件のパターンを知ることもできます。特別な問題に関する特別報告書も作成されます。そのひとつが，1989 年の「医療目的のアヘン系薬品の需要と供給」という題名の特別報告書[26]です。この特別報告書は各国政府に対し，オピオイド鎮痛薬の年間消費量の見積もり方法を再検討するよう呼びかけたものでした。

国際システムは機能しているか？

　UN-INCB は国連の経済社会理事会に，国際的な薬剤規制が満足に機能していると報告しています。正規の取引から不正取引への麻薬の不正横流し事件は比較的稀にしか起こらない状況が続いており，正規の取扱量が増えているにもかかわらず不正使用に横流しされる量は少量にとどまっています[26]。この状況は国際取引においても，各国の国内の卸売りの段階においても同様です。

UN-INCBは，痛みの治療に用いるオピオイド鎮痛薬の規制条件の改善を目指して努力する必要性についても言及しています。既に述べた1989年の特別報告書[26]において，WHOの協力のもとに医療目的のオピオイド鎮痛薬の規制条件を検討し，がん患者さんの痛みの治療におけるオピオイド鎮痛薬の需要が満たされてはいないと結論し，各国政府，WHO，専門家の団体組織，医学教育担当者に対して次の点を勧告しています。

- オピオイド鎮痛薬の医療目的の年間需要量の見積もり方法を改善すること
- オピオイド鎮痛薬の適正使用を妨げている要因を明らかにし，強い痛みに使いやすい規制条件を整えること
- 医療担当者に対し，オピオイド鎮痛薬の使用についての適切な教育研修を行い，薬物依存についての正しい知識を十分に知らせること
- 医学教育担当者，医療担当者の団体組織に対して，医療目的のアヘン系の薬（opiates）の合理的な使用法の普及活動に取り組むよう促し，不正使用の防止活動への取り組みを強めること

医療担当者の規制

単一条約は，各国政府がオピオイド鎮痛薬を直接取り扱うことのできる薬剤師，医師，看護師などの医療担当者個人を規制することを認め，医療担当者の規制の原則を次のように示しています。

- オピオイド鎮痛薬を取り扱うことのできる医療担当者には，それぞれの医療職としての免許に基づいて取り扱ってよい権限を与えるか，特別な免許を交付するかのいずれかの方法で，取り扱える権限を与えること
- オピオイド鎮痛薬の移動は，権限を与えられた者の間に限ること
- 患者さんに用いるオピオイド鎮痛薬の調剤は，処方せんの発行に基づいて行うこと

日本では麻薬及び向精神薬取締法により，麻薬を処方する医師，歯科医師は，2年ごとに更新が必要な麻薬施用者免許を所持しなければなりませんが，医師への麻薬施用者免許は，地域の所管の保健センターへの申請手続きを行えば，容易に交付されます。

発展途上国の一部では，医師数が過小なため，地域の保健センターに駐在している準医師（医師以外の医療職で，一定の制約のもとでプライマリー・ケアを補完するため医師の代役を果たしている看護師，保健師などを教育し，資格を取得された者）が，がん患者さんへのモルヒネの処方を許容されています。また，専門認定看護師が研修の後に麻薬の処方を許されている国もあります。このような取り組みは WHO の勧告に従っての行政改革として行われ始めました[17]。

薬の不正使用と患者さんのニーズ

　単一条約は，オピオイド鎮痛薬の不正使用への横流しや誤用を防止するために必要な場合には，規制を追加する権限を各国政府に認めています。政府がこの権限を行使するときには，医療目的のオピオイド鎮痛薬の使用量を確保するという政府の責任との間のバランスをとらなければなりません。

　薬剤規制の水準を適切に保つために，各国政府は単一条約の 2 つの目的に常に留意しなければなりません。UN-INCB の観察によれば，ある国では薬の不正使用への横流しを恐れるあまり，法律と規制やそれらの解釈が，オピオイド鎮痛薬の医療目的の使用を必要以上に困難にしています。

　アヘン系の薬の医療目的による使用を妨げても，アヘン系の薬の不正入手と不正使用の防止につながるわけではなく，過剰な規制は，大多数の人々がアヘン系の薬による治療を受けられない状況を作ってしまうだけなのです。

　患者さんの病状が必要としている場合であっても，1 人の患者さんに多量のオピオイド鎮痛薬を処方すると当局によって免許が停止されたり，取り消されたりする可能性があると感じたとき，医療担当者はオピオイド鎮痛薬の処方，保管，調剤などを控えてしまいます。このようなことが起こらないような配慮が必要です。

UN-INCB による医療担当者規制のガイドライン

　オピオイド鎮痛薬を患者さんに使用する医師，薬剤師，看護師の規制条件は国ごとに異なる点がありますが，実際のシステムとして，次の点を採用すべきです。

1. 法的な制約

地域における必要性に応じ，医師，薬剤師，看護師にオピオイド鎮痛薬を処方し，調剤し，投与する権限を法的に与えること。

2. 責任

・医師，薬剤師，看護師によるオピオイド鎮痛薬の使用は医療目的に限定し，非医療目的に使用した場合には法的な責任を負わせること。
・適切な記録を保存すること。
・通常の医療記録に加え，さらに記録を医師に求める場合は，医療行為を妨げるものであってはならず，実施可能なものとすること。
・病院と薬局には，オピオイド鎮痛薬の受け入れと受け渡し，および保管についての法的な責任を負わせること。
・合理的な記録の保存についての責任が，医療担当者によるオピオイド鎮痛薬の適切な処方，保管，供給を妨げないよう配慮すること。

3. 処方

処方せんには少なくとも次の事項が記入されている必要があります。
①患者さんの氏名と住所（院内調剤の場合には住所を省略してよい）
②処方せんの発行日（および有効期間）
③薬の名前（または商品名），剤形と用量，処方量
④使用法
⑤医師（麻薬施用者）の氏名と病院（医院）の住所
⑥医師の署名，麻薬施用者免許番号

日本での処方時の詳細は，厚生労働省医薬食品局（現：厚生労働省医薬・生活衛生局）監視指導・麻薬対策課「医療用麻薬適正使用ガイダンス がん疼痛治療における医療用麻薬の使用と管理のガイダンス」[5]を参照してください。

4. 患者さんにとっての便宜性

多数の患者さんにとって立ち寄りやすい条件の場所で，オピオイド鎮痛薬を受け取れるようにすること。

5. 医療上の決定

　どのような剤形の薬をどのような量で，どのくらいの期間にわたって使用するかという医療上の決定は，規制上の理由によってではなく，個々の患者さんの病状に基づいて医療担当者が行えるようにすること。

6. 薬の依存性

　持続性の痛みにオピオイド鎮痛薬を使用すると起こりうる身体的依存と，それ以外の使用による精神的依存との混同を避けること。

文献

1) 世界保健機関編，武田文和訳：がんの痛みからの解放— WHO 方式がん疼痛治療法，初版．金原出版，東京，1987．
2) 世界保健機関編，武田文和訳：がんの痛みからの解放— WHO 方式がん疼痛治療法，第 2 版．金原出版，東京，1996．
3) Takeda F：Results of the field-testing in Japan of the WHO Guideline for the Relief of Cancer Pain. Pain Clinic 1：83-89, 1986.
4) 厚生労働省，日本医師会監修：がん緩和ケアに関するマニュアル，改訂第 3 版．日本ホスピス・緩和ケア研究振興財団，大阪，2010．
 http://www.hospat.org/public_what.html
5) 厚生労働省医薬食品局監視指導・麻薬対策課：医療用麻薬適正使用ガイダンス がん疼痛治療における医療用麻薬の使用と管理のガイダンス．2014．
 http://www.mhlw.go.jp/bunya/iyakuhin/yakubuturanyou/other/iryo_tekisei_guide.html
6) 鈴木英介：がんの痛みは本当にとれているのか？ 患者からみたがん性疼痛の治療実態．Pharma Medica. 32(8)：115-119, 2014.
7) 厚生労働省医薬食品局監視指導・麻薬対策課：麻薬・覚醒剤行政の概況．2014．
8) Twycross R, et al. 著，武田文和監訳：トワイクロス先生のがん患者の症状マネジメント，第 2 版．医学書院，東京，2010．
9) Meldrum M：The ladder and the clock：cancer pain and public policy at the end of the twentieth century. J Pain Symptom Manage. 29(1)：41-54, 2005.
10) 後藤文夫：漱石・子規の病を読む．上毛新聞社，前橋, 2007.（明治 35 年の新聞『日本』掲載の「病床六尺」という正岡子規の寄稿文）．
11) Suzuki T, Kishimoto Y, Misawa M：Formalin- and carrageenan-induced inflammation attenuates place preferences produced by morphine, methamphetamine and cocaine. Life Sci. 59(19)：1667-1674, 1996.
12) Narita M, Kishimoto Y, Ise Y, et al：Direct evidence for the involvement of the mesolimbic kappa-opioid system in the morphine-induced rewarding effect under an inflammatory pain-like state. Neuropsychopharmacology. 30(1)：111-118, 2005.
13) Ozaki S, Narita M, Narita M, et al：Suppression of the morphine-induced rewarding effect in the rat with neuropathic pain：implication of the reduction in mu-opioid receptor functions in the ventral tegmental area. J Neurochem. 82(5)：1192-1198, 2002.
14) Niikura K, Narita M, Butelman ER, et al：Neuropathic and chronic pain stimuli downregulate central mu-opioid and dopaminergic transmission. Trends Pharmacological Sci. 31(7)：299-305, 2010.
15) International Association for the Study of Pain：Subcommittee on taxonomy of pain terms：a list with definitions and notes on usage. Pain 6：249-252, 1978.
16) 世界保健機関編, 武田文和訳：がんの痛みからの解放とパリアティブ・ケア がん患者

の生命へのよき支援のために（WHO テクニカル・レポート / シリーズ第 804 号）．金原出版，東京，1993．
17) 世界保健機関編，武田文和監訳：WHO ガイドライン 病態に起因した小児の持続性の痛みの薬による治療．金原出版，東京，2013．
18) Foley KM, Arbit E：Management of cancer pain. In：DeVita VT, et al, ed. Cancer：Principles and Practice of Oncology, 3rd ed. Philadelphia, LIPPINCOTT WILLIAMS & WILKINS, 1989：pp.2064-2087
19) Twycross RG, et al. 著，武田文和訳：末期癌患者の診療マニュアル 痛みの対策と症状のコントロール，第 2 版．医学書院，東京，1991．
20) The use of essential drugs：Sixth report of the WHO Expert Committee (WHO Technical Report Series, No.850). World Health Organization, Geneva, 1995.
21) Twycross R, et al. 著，武田文和，鈴木 勉監訳：トワイクロス先生のがん緩和ケア処方薬．薬効・薬理と薬の使い方．医学書院，東京，2013．
22) WHO Expert Committee on Drug Dependence-WHO Technical Report Series, No. 836-Twenty-eighth Report, World Health Organization, Geneva, 1993.
23) Single Convention Narcotic Drugs, 1961 (as amended to the 1972 Protocol amending the Single Convention on Narcotic Drugs, 1961,). United Nations, New York, 1977.
24) Commentary on the Single Convention on Narcotic Drugs, 1961. United Nations, New York, 1991.
25) International Narcotics Control Board：Narcotic drugs：Estimated World Requirements for 1992；Statistics for 1990. United Nations, New York, 1991.
26) International Narcotic Control Board：Demand for and supply of opiates for medical and scientific needs. United Nations, New York, 1989.

推薦したい文献資料

- Foley KM, Bonica JJ, Ventafridda V, et al：Proceedings of the Second International Congress on Cancer Pain（Advances in Pain Research and Therapy, Vol.161）．Raven Press, New York, 1990.
- 世界保健機関編，武田文和訳：がんの痛みからの解放—WHO 方式がん疼痛治療法，第 2 版．金原出版，東京，1996．
- 世界保健機関編，武田文和訳：がんの痛みからの解放とパリアティブ・ケア がん患者の生命へのよき支援のために（WHO テクニカル・レポート．804 号）．金原出版，東京，1996．
- 的場元弘：がん疼痛治療のレシピ，2007 年版．春秋社，東京，2006．
- Twycross R, et al. 著，武田文和監訳：トワイクロス先生のがん患者の症状マネジメント，第 2 版．医学書院，東京，2010．
- Twycross R, et al. 著，武田文和，鈴木 勉監訳：トワイクロス先生のがん緩和ケア処方薬．薬効・薬理と薬の使い方．医学書院，東京，2013（改訂版の出版準備中）．

WHO方式がん疼痛治療法の作成に参画した人々

Founding members（WHO方式がん疼痛治療法を起案したWHO協議会出席者，イタリア・ミラノ郊外のHotel Castello di Pomerio Erbaで開催，1982年6月．議長：Dr. M. Swerdlow，イギリス，マンチェスター大学，イギリス疼痛学会創設者）：

Dr. K. Birkhan，イスラエル，Rambam大学病院；Dr. J.J. Bonica，アメリカ，ワシントン州立大学名誉教授，国際疼痛研究学会（IASP）創設者；Dr. A. Desai，インド，Tataがんセンター総長；Dr. K.M. Foley，アメリカ，メモリアル・スローン・ケッタリングがんセンター；Dr. M. Martelete，ブラジル，ポートアレグレ大学；Dr. A. Rane，スウェーデン，Huddinge大学；Dr. M. Swerdlow（議長），イギリス，マンチェスター大学（イギリス疼痛学会創設者）；Dr. F. Takeda，日本，埼玉県立がんセンター；Dr. R. Tiffany，イギリス，イギリス王立マースデン病院看護部長；Dr. R.G. Twycross，イギリス，オックスフォード・チャーチル病院ホスピス長；Dr. V. Ventafridda（副議長），イタリア，ミラノ国立がんセンター疼痛治療部長；Dr. F.S.A.M. van Dam，オランダ，国立がんセンター心理学部長；Dr. R. Gelbar，アメリカ，ボストン，がん統計に関するWHO協力センター；Dr. J. Stjernsward，WHO本部がん部門主任；Dr. B. Wessen，アメリカ，ボストン，がん統計に関するWHO協力センター；Ms. M.C. Cone，国際製薬団体連合会代表．

1986年12月，WHO本部で開催されたWHO会議（WHO方式がん疼痛治療法の最終審議会議）出席者（議長：アメリカ，K.M. Foley，副議長：インド，Dr. L.D.de Souza/スリランカ，Dr. D. Jayasuruya）：

Dr. Bluglass，イギリス，バーミンガム大学；Dr. J.J. Bonica，アメリカ，国際疼痛学会創設者；Dr. L. Brasseur，フランス，Paul Brouse病院麻酔蘇生科；Dr. Liu Yu，北京癌研究所；Dr. Chidomere，ナイジェリア保健省；Sister. P. Dittme，ドイツ共和国；Dr. I. Dunayevsky，ペトロイガンがん研究所，ソ連邦；Dr. l. Hemminki，Tampera大学，フィンランド；Dr. G. Hundsdoerfer，ドイツ保健省；Dr. H.J. Illiger，ドイツ保健省；Dr. Liu Xu-Yi，国立がんセンター北京，中華人民共和国；Dr. M. Martelete，ブラジル，ポートアレグレ大学麻酔科；Dr. M.B. Max，アメリカ疼痛学会教育委員会；Dr. M.G. Paulo，ブラジル薬局；Dr. I.D.G. Richard，イギリス，地域医療局；Dr. M. Swerdlow，イギリス，マンチェスター大学；Dr. F. Takeda，日本，埼玉県立がんセンター；Dr. R.G. Twycross，イギリス，オックスフォード・チャーチル病院ホスピス長；Dr. F.S.A.M. van Dam，オランダ，国立がんセンター心理学部長；Dr. G.W. van Gruting，オランダ保健省；Dr. V. Ventafridda，イタリア，ミラノ国立がんセンター疼痛治療部長；Dr. E. Weber，ドイツ，ハイデルブルグ大学薬学部；Dr. Andersson，国際疼痛学会代表；Ms. M. Cone，国際製薬団体連合会代表；Dr. K. Haln，国際がんケア学会代表；Dr. P. Selby，国際対がん連盟代表；Dr. M. Abdeimoumene，WHO本部研究開発促進部；Dr. M.G. Dukes，WHOヨーロッパ地域事務局薬学・薬剤活用促進事務局；Mr. S.S. Fluss，WHO本部保健法制部；Dr. Orley，WHO本部精神衛生部；Dr. D. Schoenfeld，バイオ統計に関するWHO協力センター代表，ボストン；Dr. Stanley，WHO本部がん部門；Dr. J. Stjernsward，WHO本部がん部門；Mr. M. ten Ham，WHO本部薬剤担当．

1989 年 7 月 WHO 本部で開催された「がん疼痛治療と積極的支援ケアに関する専門委員会」(議長：Dr. K.M. Foley, アメリカ；副議長：Dr. Professor V.B. Ngu, カメルーン健康科学大学センター) において，WHO 方式がん疼痛治療法の改訂内容の基本が合意された。出席者は以下のとおり (この専門委員会の記録報告は文献 16 を参照されたい)：

Dr. V. Bryuzgin, モスクワ国立がん研究センター, ソ連邦；Dr. E.N. Chigan, WHO 本部非伝染性疾患部；Ms. M. Cone, 国際製薬業団体連合会；Mr. N. Donaldson, カナダ保健省；Ms. Kashemsant, タイ保健省；Professor S.O. Kayaalp, UN-INCB；Dr. N. MacDonald, カナダ, Albert 大学；Ms. M. McCaffery, アメリカ看護協会；Dr. Salamagne, フランス；Dr. D. Schoenfeld, ハーバード大学公衆衛生；Dr. H.J. Senn, 国際対がん連合；Dr. F. Stiefel, 国際サイコオンコロジー学会；Dr. J. Stjernsward, WHO がん部門；Dr. F. Takeda, 日本, 埼玉県立がんセンター；Ms. N. Teoh, WHO がん部門；Mr. R. Tiffany, 国際看護協会連合；Dr. R.G. Twycross, オックスフォード・チャーチル病院ホスピス長；Dr. V. Ventafridda, イタリア, ミラノ国立がんセンター疼痛治療部長；Ms. Webber, 国際看護連合会.

索引

●あ
アゴニスト …………………67
アスピリン …………36, 49
アセスメント ………………27
アセトアミノフェン
　………………36, 49, 50
新しい抗うつ薬…………80
新しい抗けいれん薬 ………81
アブストラル® ……………75
アヘン …………………8, 54
アヘン系の薬………………12
アヘン末……………………57
アミトリプチリン
　………………36, 79, 83
アメリカ食品医薬品局 ……76
アレルギー反応……………50
アローゼン® ………………84

●い
イーフェン® バッカル ……75
怒り …………………………32
意識障害……………………31
依存性………………………10
痛み…………………………13
痛みからの解放……………18
痛みの感じ方の強さ ………32
痛みの診断…………………27
痛みの治療…………………88
痛みの強さ…………………30
痛みのない状態……………18
イブプロフェン……36, 49, 50
イミプラミン…………36, 79
医薬品医療機器総合機構…76
医療用麻薬…………………12
インドメタシン………36, 49

●う
うつ状態 ………18, 31, 35

●え
栄養障害……………………53
嚥下困難……………………40
遠路通院……………………62

●お
オーファンドラッグ………11
オキシコドン ……… 3, 12, 36,
　38, 53, 54, 61, 63, 69, 71
オキシコンチン® ………55, 65
オキシコンチン® ・ネオ …55
オキノーム® ………………42
悪心・嘔吐 ………39, 71, 73
尾道方式の在宅医療 ………87
オピオイド・スウィッチング
　……………………………71
オピオイド拮抗薬…………36
オピオイド鎮痛薬…… 2, 4, 6,
　10, 12, 31, 35, 50
オピオイド鎮痛薬の供給確保
　……………………………99
オピオイド鎮痛薬の需要量の
　見積もり…………………97
オピオイド鎮痛薬の年間消費
　量……………………2, 95
オピオイド不耐性…………73
オプソ® ……………………58
オランザピン…………83, 84

●か
カウンセリング……………32
核磁気共鳴断層撮影 ………33
過小評価………………27, 28
科長…………………………25
ガバナンス…………………25
ガバペン® …………………81
ガバペンチン………………81
かゆみ …………………72, 73
カルバマゼピン………36, 80
がん患者さんに併発したがん
　以外の疾患による痛み …21
肝機能障害…………………53
緩下薬…………59, 73, 84
肝硬変………………………53
看護ケア……………………19
看護師…………………25, 27

がん自体が原因となった
　痛み ……………21, 22, 88
感情体験……………………13
感情の発散…………………32
がん対策基本法 ………2, 94
浣腸…………………………73
がん治療に関連して起こる
　痛み ………………………21
がん治療に起因する痛み …22
がん治療による痛み ………88
がん疼痛……………………23
肝毒性………………………50
がんに関連した痛み …21, 88
がんの痛み………………1, 23
カンファレンス ……14, 28, 34
緩和ケア科…………………18
緩和ケアチーム ………14, 18,
　26, 87
緩和ケア病棟…………18, 90

●き
気管支狭窄…………………72
気分の高揚…………………32
基本薬リスト………………45
急性の痛み ……………13, 28
強オピオイド………………50
供給システム………………95
恐怖 ……………………18, 35
局所麻酔薬……………79, 81
極量の削除…………………94
緊張感の緩和………………32
筋肉内注射…………………75
筋のれん縮痛………………23

●く
薬による治療………………19
薬の供給……………………95
薬の中止法…………………31

●け
経口投与（内服）…37, 40, 41
経皮投与……………………75
血中アルブミン値 …………53

原因病変（がん）の治療……19
倦怠………………………32
● こ
抗うつ薬……35, 36, 37, 86
交感神経が関与した痛み…22
交感神経ブロック…………22
口腔粘膜吸収性の製剤……75
抗けいれん薬……35, 36, 37, 79, 80, 91
向精神薬………………83, 86
行動療法的アプローチ……20
抗不安薬……………………35
硬膜外モルヒネ……………37
高齢者………………………52
ゴーストピル………………65
コカイン………………4, 58
呼吸抑制……………72, 73, 78
国際製薬業団体連合会……55
国際疼痛学会………………13
国内での製造………………99
国連国際麻薬統制委員会…94
骨シンチグラム………22, 33
骨髄炎………………………33
骨セメント注入療法………33
骨粗鬆症……………………33
骨転移痛……………………33
固定…………………………19
コデイン…………36, 46, 56
孤独感………………………32
コリン・マグネシウム・トリサルチレート……………50
コルセット…………………33
コルチコステロイド………36, 37, 83, 85
コンピュータ断層撮影……33
混乱…………………………71
● さ
サイコオンコロジスト
　………………………27, 31
在宅……………………29, 87
在宅療養……………………60
錯乱…………………………71
坐剤……………………40, 73
詐病…………………………25

酸化マグネシウム…………73
三環系抗うつ薬…35, 79, 86, 91
● し
ジアゼパム……………83, 86
塩野義製薬…………………11
ジクロフェナック…………36
自殺願望……………………31
視診…………………………32
持続静脈内注入法…………75
持続性の痛み………………1
持続皮下注入法………40, 74
社会地位の喪失……………32
弱オピオイド………………50
灼熱感を伴う痛み…………22
受容…………………………32
準医師…………………87, 103
消化管潰瘍…………………50
小児患者……………………44
触診…………………………32
除痛ラダー…………………43
徐放製剤………………38, 54
処方せん…………………104
処方内容の変更……………34
心因性の痛み………………25
侵害受容性の痛み……23, 34
神経圧迫……………………23
神経系への波及……………22
神経障害性の痛み……23, 34, 35, 79
神経損傷……………………23
神経破壊薬…………………23
神経ブロック………………19
新生児………………………54
身体的依存………6, 51, 105
腎不全………………………53
深夜投与……………………59
深夜の痛みへの対応………70
心理学的治療法……………20
● す
睡眠…………………………32
スケジュール………………96
鈴木　勉……………9, 10, 85
すべてのがん患者の痛みから

の解放………………………7
● せ
精神科医…………………27, 31
精神腫瘍医………24, 27, 31
精神的依存……6, 9, 10, 14, 51, 98, 105
精神的変調…………………35
精神面へのアプローチ……19
制吐薬………………59, 73, 83
世界保健機関………………94
脊椎硬膜外および髄腔内投与
　……………………………75
絶望感………………………18
説明…………………………32
全人的な痛み……18, 31, 88
セント・クリストファー・
　ホスピス…………………1
センナ………………………84
センノシド……………61, 84
せん妄…………………71, 73
● そ
創造的な活動………………32
ソーシャルワーカー………27
速放製剤………………38, 42
● た
ターギン®……………………55
第一段階……………………43
第三段階……………………43
耐性……………………6, 51, 76
体性痛………………………23
第二段階……………………43
ダイノルフィン神経系……10
退薬症状………………6, 31, 52
打診…………………………32
脱水…………………………54
タペンタドール…12, 68, 69, 71
単純X線……………………33
● ち
チームアプローチ……27, 34, 87
地方厚生局麻薬取締部……100
中くらいから強い痛みに用いるオピオイド鎮痛薬

.................36, 50, 69
長管骨への波及.................22
聴診.................32
直腸内投与.................74
鎮痛効力比.................3
鎮痛薬治療を補助する薬
　.................25, 44, 83
鎮痛薬による治療法.........20

●つ
椎体形成術.................33
椎体の圧迫骨折.............33

●て
デキサメタゾン.........36, 86
デキストロプロポキシフェン
　.................56
適切な教育研修.............102
摘便.................73
テバイン.................63
デュロキセチン.............35
デュロテップ® パッチ.......76
テレミンソフト®.............84
電気毛布.................77
天井効果.................42, 60

●と
導尿.................73
トータル・ペイン.......18, 31
突出痛.................42, 58
ドパミン.................10
トラベルミン.............73
トラマドール.........36, 57

●な
内臓痛.................23
内臓への転移.............22
ナプロキセン.........36, 50
ナルデメジン.............85
ナロキソン.........36, 63, 73

●に
二段階除痛ラダー.......44, 90
日常生活行動の修正.........19
日本薬局方の改訂.............94
認知機能.................29

●ね
眠気.................59, 71, 73
年次報告書.................101

●の
脳神経外科的治療法...19, 20
ノルスパン® テープ.........67

●は
排尿障害.................73
排尿遅延.................73
パジェット病.............33
発展途上国.............41, 87
バリア.................14
バルプロ酸.............36, 80
ハロペリドール.....73, 83, 86

●ひ
非オピオイド鎮痛薬.........35,
　36, 42, 43, 48
ビサコジル.................84
非ステロイド性抗炎症薬
　.................39, 48
人とのふれあい.............32
ヒドロキシジン.............83
ヒドロモルホン...12, 36, 66,
　69
病院長.................25
びらん性胃炎.............50

●ふ
不安.........18, 25, 31, 32, 35
フェイス・ペイン・スケール
　.................30
フェンタニル.........3, 12, 36,
　41, 53, 54, 58, 68, 69, 71,
　75, 77, 78
フェントス® テープ.........76
深い悲しみ.................32
不快感.................32
複数の痛み.................21
浮腫.................72
不正使用.........98, 101, 103
不正入手.................103
不正麻薬.................12
ブプレノルフィン......36, 44,
　54, 67
不法麻薬.................12
不眠.................32
プルゼニド®.........61, 84
フレカイニド.............81

プレガバリン.........35, 81
プレドニゾロン.........36, 86
プレドニゾン.............36
プロクロルペラジン.......61,
　83, 84
プロスタグランジン.........48
プロドラッグ.................46
プロトンポンプ阻害薬......39,
　50
ブロンプトン・カクテル...57

●へ
併発症による痛み.............88
ペイン・スケール.............30
ペインクリニック専門医...22
ベタメタゾン.........36, 86
ペチジン.........67, 75, 98
ペンタゾシン.............54
便秘.........37, 39, 71, 73

●ほ
ポータブル自動注入器......40
保健センター.............100
ホスピス.................6, 18
骨の廃用萎縮.............33

●ま
正岡子規.................8
麻酔科的治療法.............20
マネジメント.............88
麻薬.................4, 12
麻薬及び向精神薬取締法...2,
　102
麻薬施用者免許.........12, 94
麻薬中毒.................96
麻薬に関する単一条約.........4,
　12, 94, 95, 96
マリファナ.................4
稀な副作用.................72

●み
ミダゾラム.................83

●め
メキシレチン.............81
メサドン.......12, 36, 45, 54,
　65, 69
メサペイン®.............65
メトクロプラミド.......62, 84

めまい感 ……………………73
●も
モルヒネ ……3, 6, 8, 12, 36, 38, 42, 54, 57, 58, 69
モルヒネ-6-グルクロナイド ……………………………53
モルヒネ以外のオピオイド鎮痛薬 ……………………63
モルヒネ増量の順序 ………59
モルヒネ速放製剤 …………61
問診 …………………………32
●や
薬剤師 …………………25, 35
薬物依存 ……………………51
薬価 ………………38, 41, 58
●ゆ
有効限界 …………………42, 60
輸出入の手順………………100
湯タンポ ……………………77
輸入，輸出のシステム ……99
輸入許可書…………………100
●よ
腰部交感神経ブロック ……23
用量調整 ……………………45
抑うつ ………………………32
横流し ………………… 98, 101
弱い痛みから中くらいの強さの痛みに用いるオピオイド鎮痛薬 ……………… 36, 50
●り
理学的診察……………… 27, 32
リスペリドン ………………73
離脱症状 ……………6, 31, 52
リドカイン …………………81
リリカ® ……………………81

臨時追加投与量… 38, 42, 58, 69
臨床心理士 …………………27
●れ
例外的免除 …………………96
レスキュー・ドース ………38, 42, 58, 69
レボルファノール……………67
●わ
ワンデュロ® パッチ ………76
●A
acute cancer pain…………62
acute pain …………………28
attention to detail … 40, 91
●B
breakthrough pain ………42
by mouth………………40, 89
by the clock ………… 40, 89
by the ladder………… 40, 89
●C
cancer pain ………………23
ceiling effect ………………42
CT ……………………………33
●D
DDD…………………………101
●E
end-of-dose pain …………42
●F
FDA …………………………76
for the individual…… 40, 90
●H
H₂ ブロッカー ………… 39, 50
●I
IVR …………………………33

●M
M-6-G………………………53
McCaffery …………………28
MRI …………………………33
MS コンチン® …… 11, 47, 55, 58
●N
narcotics ………………4, 12
neuropathic pain …… 34, 79
nociceptive pain …………34
NRS …………………………28
NSAIDs ………………… 39, 48
●O
opiates ……………………12
opioid analgesic …………12
oral systemic bioavailability ……………………………53
●P
PMDA ………………………76
PPI ……………………………39
●U
UN-INCB ……………… 94, 96
UN-INCB に報告する義務 ……………………………101
●W
WHO …………………………94
WHO 三段階除痛ラダー …44
WHO 専門委員会 …………13
WHO 方式がん疼痛治療法 ………………………………1
●数字
4 時間ごと ……………… 8, 46
6 時間ごと …………………42
12 時間ごと ……………43, 46
24 時間ごと ……………43, 46

よくわかる WHO 方式がん疼痛治療法
すべてのがん患者さんが痛みのない日々を過ごすために，
その後の新情報も含めて　　　　　　　　　　　　定価（本体 2,000 円＋税）

2016 年 6 月 20 日　第 1 版第 1 刷発行	著　者　　武田　文和 　　　　　的場　元弘 　　　　　鈴木　　勉
	発行者　　福村　直樹
	発行所　　金原出版株式会社 　　　　　〒113-8687　東京都文京区湯島 2-31-14 　　　　　電話　編集 03 (3811) 7162 　　　　　　　　営業 03 (3811) 7184 　　　　　FAX　 03 (3813) 0288 　　　　　振替　00120-4-151494 　　　　　http://www.kanehara-shuppan.co.jp/
© 武田文和, 2016 検印省略　*Printed in Japan*	

ISBN 978-4-307-10181-3

JCOPY ＜(社)出版者著作権管理機構　委託出版物＞

本書の無断複製は著作権法上での例外を除き禁じられています．複製される場合は，そのつど事前に，(社)出版者著作権管理機構（電話 03-3513-6969，FAX 03-3513-6979，e-mail: info@jcopy.or.jp）の許諾を得てください．

小社は捺印または貼付紙をもって定価を変更致しません．
乱丁，落丁のものはお買上げ書店または小社にてお取り替え致します．　　　　　印刷・製本／教文堂